中国中医科学院中医药信息研究所自主选题科研成果

民国名中医临证教学讲义选粹丛书

恽铁樵温病讲义

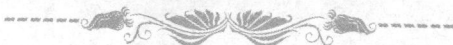

孟凡红　杨建宇　李莎莎　主编

中国医药科技出版社

图书在版编目（CIP）数据

恽铁樵温病讲义／孟凡红，杨建宇，李莎莎主编.—北京：中国医药科技出版社，2017.5

（民国名中医临证教学讲义选粹丛书）

ISBN 978 - 7 - 5067 - 9061 - 1

Ⅰ.①恽…　Ⅱ.①孟…②杨…③李…　Ⅲ.①温病 - 中医临床 - 中国 - 民国　Ⅳ.①R254.2

中国版本图书馆 CIP 数据核字（2017）第 023588 号

美术编辑　陈君杞
版式设计　麦和文化

出版　中国医药科技出版社
地址　北京市海淀区文慧园北路甲 22 号
邮编　100082
电话　发行：010 - 62227427　邮购：010 - 62236938
网址　www.cmstp.com
规格　889 × 1194mm $^1/_{32}$
印张　6 $^3/_4$
字数　102 千字
版次　2017 年 5 月第 1 版
印次　2017 年 5 月第 1 次印刷
印刷　三河市航远印刷有限公司
经销　全国各地新华书店
书号　ISBN 978 - 7 - 5067 - 9061 - 1
定价　18.00 元

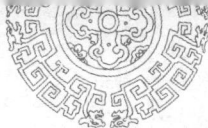

　　近年来，关于中医药高等教育改革问题的讨论比较多，不但涉及中医药高等教育模式改革问题，而且涉及中医药高等教育教材创新问题。新中国成立以来，自从吕老（原卫生部中医司第一任司长吕炳奎主任中医师）组织编辑我国第一套中医药高等教育教材以来，中医药高等教育教材先后做了一些创新和适度修订。上个世纪80年代，又是在吕老的倡导、指导、组织下，由光明中医函授大学编辑了我国第一套中医药高等教育函授教材。此后，中医药高等教育函授教材和自学教材陆续出版了不少。但是，总体来讲，大家对目前的中医药高等教育教材并不是十分满意，已引起了广泛的关注。因此，中医药高等教育教材的改革创新是目前全国中医药教育的重点研究课题之一。

　　中国中医科学院和光明中医杂志社等单位的教学和研究人员联合选辑点校民国时期中医教学讲义，是利国利民、振兴中医之举！正当大家努力探索中医药高等教育教材创新之时，选辑点校民国时期中医教学讲义，这是"以史为鉴"之举，是继承创新之必需！这必将对中医药高等教育教材改革有新的启迪。

　　"创新"是时代的最强音，也是科技界尤其是中医界近来最为关注的"词语"。然而，没有继承的创新，必然是无源之水，无本之木。只有坚持在继承基础上创新，才能求得新的发展，整理出版民国时期中医教学讲义，必将有助于当前中医药高等教育教材的创新和发展。对中医界来讲，这次选辑、点校出版民国时期中医教学讲义，是新中国成立以来的第一次重大创举！是实实在在的在继承基础上的"创新"！

民国时期中医教学讲义有不少，我们这一代有很多老大夫在初学中医时读的就是这些教材（讲义），这些讲义和现代中医药教育教材相比较，最大的特点是——重实用、重经典，但又决不泥古，并且及时把握最新科研成果，把临床病案直接纳入教材，而且学习模式大多是边读书学习，边跟师实践。这次重新校辑这些讲义，不但可以给全国中医药高等教育教材改革提供参考，而且也给全国中医药高校教师提供新的教学参考书，也给中医药院校的在校生及社会自学人员提供新的学习辅导用书。同时，对临床医师有重要的临床指导意义，无疑，也是临床中医师继续教育的参考用书。换言之，民国时期中医教学讲义精选的出版，必会有大量的读者群，必将给中医界提供一套实用的教学和临床参考用书。

这套教材选辑了"铁樵函授医学讲义""承淡安针灸学讲义""秦伯未国医讲义""兰溪中医专门学校讲义"和"伯坛中医专科学校讲义"5部分，当然这并不是民国时期中医教学讲义的全部，但是，这是"精华"，这是见微知著，窥"斑"知"豹"。因此，这次能再版这些讲义教材，实属不易，这是科研人员和出版人员的心血和汗水的结晶！

民国时期中医教学讲义的选辑点校出版，是诸多民国时期讲义第一次从图书馆阁楼书架上走下来，与现代中医学子、广大师生和医务工作者见面，肯定会得到广泛的欢迎和喜爱。我相信，今后会有更多的民国时期中医教学讲义陆续再版。这次开拓创新之举，必将对中医教材改革起到促进作用，对中医学术发展起到推动作用，必将有助于中医药学的再创辉煌！

中国工程院院士

程莘农

2012年5月于北京

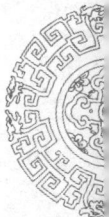

余　序

　　中国中医科学院和光明中医杂志社等单位的相关专家，他们合作纂辑点校了《民国名中医临证教学讲义选粹丛书》，我在展阅后不胜欣悦。此选辑刊行是对以儒学奠基的中华传统医药文化领域一项新的贡献。

　　在中医药学传承、发展的历史长河中，民国时期处于"西学东渐"益趋鲜明、旺盛的岁月。当时全国的中医院校当然不能与新中国成立后相比，但名医名著亦较为昭著、丰富，而医药教学则以"师带徒""父传子女"作为"主旋律"，但在一些较大的城市或某些地区，也创办了若干中医院校。回忆在上世纪三四十年代，我在上海读中小学阶段，市内有中国医学院、新中医医学院、上海中医专科学校、中国医学专修馆等校；在此以前的民国前期，上海有丁甘仁先生主办的"上海中医专门学校"，在当时是卓有影响的中医名校，培育了众多的后继杰出人才，该校前辈们所编撰的教学讲义，惜已流散失传殆尽。先师秦伯未先生是丁甘仁先生的高足，他从事中医教学数十年，早年成立"秦氏同学会"，自编了多种中医教材，传世者几希。现《民国名中医临证教学讲义选粹丛书》的编者们，能从多种渠道探索授求，并予选

1

辑、校释，可谓是对我国优秀传统文化传承的历史性贡献，因为它反映了这段历史时期的中医教学讲义不同于今古的学术内涵和教学风格。

中华人民共和国成立后，中医的临床、教学渐趋正规。1955年，原卫生部组建了中医研究院（现中国中医科学院），组织专家们主编了九种中医教材，江苏省中医进修学校也编纂了多种中医教材。1956年，我国部分地区建立了中医高等院校，在原卫生部中医司首任司长吕炳奎同志的倡导下，组织各院校编写了基础与临床的各科教材，经过多次审订、修改，产生了全国中医高校统一应用的多种教学讲义，并在数十年中多次修订、改版，教学内容趋于系统、全面而丰盈。当然也存在一些不同的看法，但鄙见认为：不同历史时期的中医教学课本内容仍有相互交流、取长补短的学术价值。民国时期的教学讲义，其中的"重经典、重临床"以及部分教材中的中西医学术融会，是其主要学术特色，也是它所展示具有重要参阅价值的学术平台，值得予以深入研究。

我在阅习了《民国名中医临证教学讲义选粹丛书》后，为编者们的精心纂辑和出版社同仁们的慧眼相识通力协作，感触良深，并殊多欣慰，遂漫笔以为序。

中国中医科学院

余瀛鳌

2016年12月

总 前 言

民国时期（1911—1949）是中医学发展独特的、多难的时期，然而，由于人为地分类，民国时期的中医典籍未被划到古医籍中，故而不被列入中医古籍整理出版之列。因此，民国时期的许多中医著作一直没能与广大读者见面，尤其是民国时期中医教学讲义。随着许多老前辈、老中医的退休、仙逝，很有可能就被淹没。现在，中医学教学模式、中医学教材的改革被提到当前中医教育改革重要的议事日程，此时此刻，选辑点校整理出版民国时期中医教学讲义，一可填补民国时期中医书籍讲义类出版之空白，二可为当前中医教改和教材编写提供参考、启迪思路。这也是这次选辑民国时期中医教学讲义的意义所在！

民国初期，由于当时的北洋政府将中医教育在整个国家教育体系中漏列，导致中医界的奋起抗争，中医界有志之士积极筹办中医学校，以期既成事实，希望当时的政府承认中医教育的合法性。由此，服务于学校面授及函授教育的教材就应运而生了。然而，由于历经国内战乱和抗日战争，再加之印刷技术的局限和信息交通不便，使许多优秀的中医学讲义未能幸存。本次我们收集了恽铁樵全部医学教学讲义、秦伯未国医讲义、承淡安针灸学讲义，以及张山雷和陈伯坛编著的部分中医教材讲义进行点校整理以类汇编，共收讲义39种，按类分为15个分册，以期尽可能地反映当时中医药教学的情况。这些讲义分属中医基础理论、针灸学、内科学、中医经典类、临床类等，还有充分体现衷中参西的内容。

2006年，我们就开始了对民国时期中医药文献的现存状况进行调研，并对文献整理和保护加以研究，提出"民国中医药文献抢救整理的思路及设想"，论文发表于中国科技核心期刊《中国中医药信息杂志》2006年第11期，引起同行专家的关注。在众多医史文献专家的支持、指导、帮助下，我们开始了民国时期中医教学讲义的收集、整理工作。近几年间，由于工作繁忙，收集、点校整理工作在艰难地持续地缓慢进行着，我们始终坚持着，为了中医梦，不抛弃，不放弃！天道酬勤，柳暗花明，我们的工作终于得到中国中医科学院中医药信息研究所领导的重视，使我们更有了干劲，信心更足，从而促成本套丛书得以顺利面世。

本套丛书是中国中医科学院自主选题研究项目"民国中医药教材调研及代表性教材整理研究"（项目编号：ZZ070326）成果之一，在此衷心感谢中国中医科学院中医药信息研究所领导对本项目的支持；感谢众多医史文献、教育、临床专家的悉心指导；感谢全国各地图书馆对我们工作资料收集等方面的帮助。同时，对各位参与丛书点校、整理和研究的工作者的辛勤劳动、无私奉献精神和干劲，表示敬佩和谢意！对中国医药科技出版社的鼎力出版，表示感动、感激和感谢！

最后还是要说明一下，本丛书仅是民国时期优秀中医讲义的"豹斑"而已,还需要我们继续努力,收集、整理、点校、出版更多更好的民国时期名中医教学讲义,以飨读者。毋庸讳言,本丛书中或许存在着这样那样的不足和疏漏,恳请各位专家、同仁、广大读者批评指正,以求修订和完善!为了实现美好的中医梦而共同努力!共同进步!

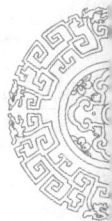

《药物学讲义》　　　　　《妇科学讲义》
《验方新按》　　　　　　《幼科讲义》
《恽铁樵临证医案讲义》　**《张山雷脉学讲义》**
《药盦医案》　　　　　　《脉学正义》
《临证笔记》　　　　　　**《张山雷中风讲义》**
《秦伯未国医基础讲义》　《中风斠诠》
《生理学讲义》　　　　　**《陈伯坛金匮要略讲义》**
《诊断学讲义》　　　　　《读过金匮论》
《药物学讲义》　　　　　**《承淡安中国针灸学讲义》**
《秦伯未国医临证讲义》　《中国针灸学讲义》
《内科学讲义》

编者

2016年12月

于北京·中国中医科学院

整理凡例

一、原书系繁体字本，今统一使用简体字；通假字或异体字径改，如"藏府"一律改为"脏腑"，"纤微"均改为"纤维"。

二、原书系竖排本，现易为横排本，依照惯例，书中的"右"或"左"字，径改为"上"或"下"字，不出注。

三、正文按内容分段，并按现代汉语规范进行标点断句。

四、本书以点校为主，凡书中明显刊刻错误，予以径改，不出注。如：本与末，已与己，岐与歧，大与太，佗与陀，臀与臂，隔与膈，温与湿，热与熟，炮与泡，等等。对个别疑难字词酌加注释。校注及注释均采用页下注形式。

五、原底本中的双行小字，今统一改为单行，字号较正文小一号。

六、原书中的医学名词，有与现代不一致处，仍依其旧，保留原貌。如白血球、阿司匹灵等。

七、原书药名错误径改，不出注。如芫花（误为"莞花"），辛夷（误为"辛荑"），蒺藜（误为"夕利"）等。

八、原文所提及的书名一律加书名号。书名为简称时，为保持原貌，不作改动。个别比较生僻、容易产生歧义的加注说明。

九、为方便读者查阅，原书有目录的照录，补上序号；原目录与正文不一致者，则依照正文改正；原书无目录的，依据正文补上序号和目录。

十、书中的一些观点与提法，有的带有明显的时代局限性，但为保持原著的完整性，本次均不作删改，希望读者研读时有分析地加以取舍。

十一、本丛书的整理和点校严格按照古籍整理原则进行，尊重历史，忠实原著，除上述说明外，凡改动之处，均出注说明。

本 册 总 目 录

温病明理

恽铁樵 著

李莎莎 杨建宇 整理

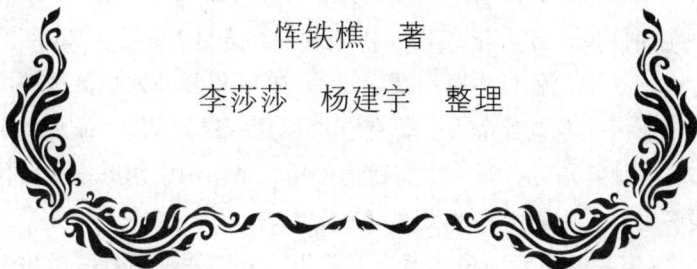

内 容 提 要

恽铁樵（1878—1935），名树珏，字铁樵，别号冷风、焦木、黄山，江苏省武进人，是近代具有创新思想的著名中医学家。早年从事编译工作，后弃文业医，从事内科、儿科，对儿科尤为擅长，致力于理论、临床研究和人才培养。1925年在上海创办了"铁樵中医函授学校"，1933年复办铁樵函授医学事务所，受业者千余人。著有《群经见智录》等24部医学著作，有独特新见，竭力主张西为中用，是中国中西医汇通派代表医家，对中医学术的发展有一定影响。

《温病明理》为温病通论类著作，为"铁樵函授医学讲义二十种"之第九种，原名《温病讲义》，为"铁樵中医函授学校讲义十七种"之一，系近代医家恽铁樵先生所著。全书共有5期。该书作者综合古代医家的思想，汇通中西方医学，辨析了温病、伤寒之不同，为温病的正名作出了论述，并对一些主要的温病学派及温病治法等予以评述。原书初版有4期，之后作者在第1版的基础上增加了第5期。第5期作者总结了写书后的几年行医经验，辨析温病与十二经络的关系，增加了辨暑温和湿温一节。

《温病明理》自1928年出版以来，陆续有多种版本，本次以《铁樵函授医学讲义二十种》1933年铅印本为底本，并参考其他版本进行校点。

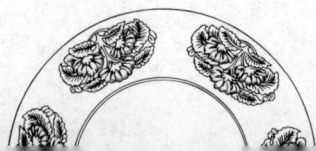

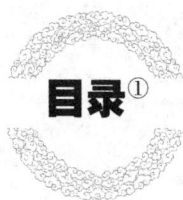

目录①

---

① 原书没有目录,为方便查阅,整理者增加了此目录。

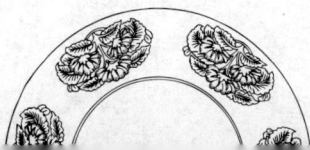

第一期

恽铁樵　著

温病、伤寒之辨别，可谓是中医之症结。明清两朝之医学，只在此问题上磨旋，门户之见，谬说之兴，均由此起。著书汗牛充栋，而医学晦盲否塞。吾意非以极明了之文字，达极真确之理由，将前此所有诸纠纷一扫而空之，使此后学者有一光明坦平之途径，则中国医学直无革新进步之可言。然万绪千头，不知从何说起，为之提笔四顾，为之满志踌躇。

今有一病于此，甲医曰："是伤寒也。"乙医曰："是温病也。温病与伤寒异治，汝不读吴鞠通《温病条辨》、王孟英《温热经纬》、叶天士《临证指南》、《广温热论》，恶足以知之？"甲医则曰："《内经·热病论》云：'凡热病，皆伤寒之类也。'汝不读《内经》，又恶足以知之？"病家茫然不知所从，取决于余。余曰："《难经》云：'伤寒有五，有中风，有伤寒，有湿温，有热病，有温病。'是温病者，乃五种伤寒之一。二说皆是。"病家益无所适从，则延西医。退而自维，余所言者不过一种调和口吻，于医学何补？且吾中医对于疾病定名如此混沌，不信可以长此终古

4

也，因慨然有正名之计划，此为余对于温病之第一步。近人崇拜天士为医圣，谓鞠通《温病条辨》可以与仲景《伤寒论》分庭抗礼。乃《条辨》主三焦学说，既与仲景完全不同，其所用药，亦与《伤寒论》完全不同。吾乃研究三焦之学理，《条辨》《经纬》《指南》之用药，复留心时医宗其说用其法者治病之效果，乃稍稍明白此中有未发明之学理，有江湖术之黑幕。余乃毅然欲证明此未明之学理，与抉破其所隐之黑幕，是为余对于温病之第二步。

戴北山《广温热论》云："世之治伤寒者，每误以温热治之。而治温热者，又误以伤寒治之。此辨之不明也。"于是其书开首即揭明五种辨别法，兹撮要录之如下：

一、辨气

伤寒由外入内，室有病人无病气，间有有病气者，必待数日之后，转入阳明经腑之时。若温热之气从中蒸达于外，病初即有病气触人，以人身脏腑津液逢蒸而败。（下略）此节言伤寒无臭气，温病则有臭气。

二、辨色

风寒主收敛，面色多光洁。温热主蒸散，面色多垢晦，或如油腻，或如烟薰，望之可憎者，皆温热之色也。

三、 辨舌

风寒在表，舌多无苔，即自有苔，亦薄而滑，渐传入里，方由白而转黄，转燥而黑。温热一见头痛发热，舌上便有白苔，且厚而不滑，或色兼淡黄，或粗如积粉，传入胃经，则兼二三色，或白苔即燥。又有至黑不燥者，则以兼湿之故。在表时不用辛温发散，在里时即用清凉攻下，斯得之矣。

四、 辨神

风寒中人，自知所苦而神清，传里入胃，始有神昏谵语之时。温热初起，便令人神情异常，而不知所苦。大概烦躁者居多，或且扰乱惊悸，及问何所苦，则不自知。即间有神清而能自主者，亦多梦寐不安，闭目若有所见。或亦以始初不急从凉散，迁延时日，故使然耳。

五、 辨脉

温热之脉，传变后与风寒颇同，初起时与风寒迥别。风寒初起，脉无不浮。温邪从中道而出，一二日脉多沉。下略

铁樵按：上五辨法，惟"辨脉"一节不易使人共喻，因将原文删节，仅留"脉浮"一语。盖自古脉学本极费解，多言则徒乱人意也。至其余四节，皆言病

证甚明了，可以为法，故并录之。温病以戴北山此书为最，其好处在以详言病状为主，不以哆谈模糊影响之病理为主。其言治法，纯以公开经验所得，使人共喻为主，不以引证古籍、炫博炫能为事。此其胸襟在利人济物，大公无我，迥非流俗人所能望其项背。至其实际，所以启发后人者，功亦不在管夷吾尊周攘夷之下。即如鄙人初步治医，即从此书入手，至今虽略有所得，亦未敢为荃蹄之弃。然有当知者，戴氏此书是医家正宗，较之《条辨》《叶案》，高出十倍。若谓吾侪信奉此编，即此已足，正未必然。须知此书浅而狭隘，读之既久，恒偏于用凉，转以凉药误事，亦往往不免。又，其"辨舌"一节，亦未可为训，热病舌色，惟质绛者，非凉不可，若糙、若燥，均有宜用大温之候。读者将吾讲义统前后综观，自能明白。此吾对于戴氏书所欲言者。至于温病正名，其说如下：

温病、伤寒，《内经》统谓之热病，西医书统谓之急性传染病。急性传染病而发热，病状近似伤寒者，细别之，可二十余种。曰伤寒，曰副伤寒，曰流行性感冒，此三种殆完全相似，其不同之处，在病前之潜伏期与既病之热型。（注一）然西人初不据潜伏期与热型为辨别，其所以分定病名者在微菌。伤寒之菌形如杆棒，副伤寒之菌亦形如杆棒，惟用伤寒血清试验，则其反应凝集力甚薄弱。此两种病，在临床诊病时不能区别，即取其血中微菌于显微镜下观之，亦不能区别。惟统观此病之热型，及试验两种菌之凝集力，则迥然不同，故不得谓是一种病。流行性感冒之菌，则较短，两端纯圆，其感染亦与伤寒菌不同，至病状即俗名重伤风者是。菌既不同，病状又不同，故是别一种病，不能与伤寒混而为一。

就以上三者言之，假使不验微菌，几不能区别其病。或谓伤寒为热型有定之病，副伤寒为热型无定之病，流行性感冒是重伤风，则三者显然判别。岂知"热型有定"云者，指不服药而言，若服药，则有定者可以变为无定。重伤风指鼻塞、咳嗽、发热者而言，此种类似之热病正多，如粟粒热、猩红热，其初一步皆与流行性感冒同也。是故，就微菌定名，可谓比较真确。然中国医学向来不讲微菌，只能于病型注意。抑就微菌定名，不过比较真确，并非绝对真确。例如，起病鼻塞、头痛，继而发热、形寒，此所谓重伤风也。然同是重伤风，却有三种不同，曰气管支炎性，曰肠胃性，曰神经性。其咳嗽非常剧烈，咳甚至于气急鼻扇者，是气管支发炎也；其舌苔厚，不欲食，腹满或痛者，胃肠有积，则所谓肠胃性也；其遍身疼痛，眩晕不寐，后脑疼痛者，则所谓神经性也。三项根据商务译本《内科全书》而参以实验。大约咳甚者，其末路则为急性肺病；有积者，其末路则为伤寒肠炎；神经痛者，其末路多为脊髓膜炎。伤寒为杆菌，脊髓膜炎及急性肺病属连琐状球菌，是病不同菌不同也。而此种急性病

8

证，通常变动不居，初一步为重伤风，继一步转属而为伤寒，而为急性肺病，甚或变为脑脊髓炎症，皆甚习见之事。而病之变动不居，有自然传变者，有因药而传变者。既变之后，今病非昔病，则微菌当然随之而变。此固但凭理想，未曾实验。然谓既成肺病、伤寒之后，而其微菌仍是通常流行之伤风菌，于理论不可通。此种大都以当时之病症为准，其初一步之伤风则指为本病之诱因。然则泥定微菌而名病，不免有时失之不确，故曰"不过比较真确，非绝对真确"。抑中医无验病菌之必要，验病菌云者，不过学理研究上之事，非临床诊病时事。假如诊一热病，必须验菌，则每一医师每日不能诊五个以上热病，此为事实上所办不到者。况验菌亦非解决热病之惟一方法，故中医于此事，为当知之常识，至于采用，尚可缓图。惟就微菌以定名，虽非绝对真确，尚是比较真确。若吾中医于各种热病，胥名为伤寒、温病，而复以极颟顸之头脑当中，并伤寒、温病之界限亦划分不清，纷纭聚讼，只是人云亦云，而无独到之见解，辟除旧说，无精密之计划说明范围，委实是绝对糊涂不可终日者也。

古人于定名不甚讲究，说理则精，对于艺术授受之间，最为珍惜，以择人为前提，不喜标榜，对于著书尤极审慎，大约非道高德美、举世钦服者，不得有著书资格。浸成风气，尽有自嫌炫嫁，虽有著书资格，而亦退让自处，宁怀宝以迷邦者。又，漆书、竹简至为不便，对于文字亦极讲究，绝无轻率动笔、自罹灾梨祸枣之诮者。结果遂无书不简，无文不深，因此苟非口授，多不能了解书中何语，于是师传乃靡复矜贵。东汉以前学术授受之情形，大略如此。今观仲景《伤寒论》全书，以六经为提纲，而六经之界说，反不如舒驰远所定者整齐明了。全书章节层次，又不如喻嘉言所重订者之较有条理。书中风温、温病，既言之不详，而痉、湿、暍与伤寒相滥，亦未言若何相滥。凡此自古相传，疑有讹脱。其实有讹脱亦不尽讹脱。凡书中不备者，皆口授所当有事，或因其理由复杂，语长必须口授，则不书。或其病理如粟菽、水火，学者所必知，而又为当时学者所习知，则亦不书故也。年代久远，简册仅存，异说蜂起，而定名遂在若可解、若不可解之间。

《难经》云："伤寒有五，有中风，有伤寒，有湿温，有热病，有温病，其所苦各不同。"（《难经·五十八难》原文）徐灵胎注云："伤寒，统名也。下五者，伤寒之分证也。"又引王叔和《伤寒略例》，"不即病者，寒毒藏于肌肤，至春变为温病，至夏变为暑病"之语。又云："《伤寒》第四篇，先叙痉、湿、暍三症。痉为伤寒之变证，暍即热病，湿即湿温。"又引《素问·热病论》"先夏至日为病温，后夏至日为病暑"数语。以上为徐氏解释《难经·五十八难》文字之撮要。

其于"所苦各不同"一语，未加注释。自余观之，徐
氏之注，实与不注同。且叔和"寒毒藏于肌肤"之
说，于理不可通，是读《内经》仅解表面浅层，因有
此种谬说，尤不足为训。且循绎徐注"暍即热病"，
不知此热病与温病若何分别？且越人五种伤寒之中并
无暑病，则"暑病"名目何属？在五种伤寒之外乎？
揆之情势，当不尔。况叔和认伤寒过夏至为暑病，是
暑病确是伤寒之一种，将毋叔和所谓"暑病"，即
《难经》所谓"热病"乎？则暑病即暍病矣，而灵胎
又未言，亦令人疑，莫能明。曰"暑病热极重于温"，
然则温病岂非热微轻于暑乎？借曰是也。无论如此，
不成为疾病上界说，抑文义上亦不辞已甚。如云读者
不能如此执滞，独不闻不以辞害意乎？则吾敢反驳之
曰：名不正则言不顺，不得援孟子说《诗》以为口
实。《诗》自有《诗》之蹊径，故云'以意逆志，是
为得之'。对于病名，岂可同日而语？若伤寒、温病、
热病、暑温、湿温，不能言其不同之处，而曰"以意
逆志"，又何怪今之时医一例以豆豉、豆卷、石斛应
付各种热病乎？所可怪者，滑伯仁、徐灵胎以下，乃
至现在之读《难经》、引证《难经》者，丝毫不置怀
疑。吾实不胜佩服，吾佩此等人头脑颟顸，为不可几
及也。《难经》自是古医书之一种，唐张守节《史记
正义·扁鹊传》中所引，即为今本《难经》文字。虽
《隋书·经籍志》不见其目，唐人已认此书出自扁鹊，

昭然无疑。然书之佳否，当以说理精粗为断，不以年代古近为衡。考《难经》全书所言，皆《内经》中表面文字，于《内经》之精义，丝毫不曾有得。假使扁鹊读《内经》，亦只见五行六气，不知形能藏德，则所谓"见垣一方"者，直可谓"时无英雄，竖子成名"矣。故吾于《难经》一书，总不敢绝对信奉。若"五十八难"之不可为训，不过其一端而已。此非本篇主要问题，特因论温病定名，连带及之。而温病名词，转因《难经·五十八难》文字，添出许多缴绕，则无从为之辩护。自有吾说，庶几后之学者，可以减少一条歧路也。

　　至于《内经》，则吾无间然。《内经》定名以时，温病定名，若从《内经》法则，厘然划一，无有疑义。《经》云："东方生风，南方生火，西方生金，北方生水，中央生土。风属春，火属夏，金属秋，水属冬，土属长夏。春曰风，夏曰热，秋曰燥，冬曰寒，长夏曰暑、曰湿。此所谓四时、五行、六气也。四时、五行、六气之说最长，而迄无彻底解释。本讲义认此为《内经》所以说明医学之工具，此中亦无何等精义，一切旧说皆在存而不论之列。吾侪第知五行为六国秦汉时最盛之学说，四时乃《内经》之根本，六气则因天行之气能病人者有六，故以为言。即此已足，不必更深求以自取魔障。或曰：是则然矣，但此何关于温病之命名？曰：温病者，热病也；热病者，伤寒也。寒伤躯体最外层，太阳受病，体温起反应则发热，是为热病。春有热病，夏有热病，秋有热病，冬有热病。冬之热病，伤于寒也，因太阳受寒，体温集表而为热，故曰："人之伤于寒也，则为病热。"冬之热病是伤寒，春之热病仍是伤寒，夏之热病、秋之热病依然是伤寒，故曰："凡热病，皆伤寒之类也。"是故谓"春之热病伤于风，夏之热病伤于热，秋之热病伤于燥，长夏之热病伤于湿"，无有是处，何以故？凡热之而热，寒之而寒，惟死体为然，生物则否。验之于各种生物，此例尚不甚明了；验之于人体，则灼然可见。以手搏雪，寒也，然须臾之间，反应起则灼热。夏日拥炉，热也，汗出多，毛窍开，则振寒。故冬日伤寒，可以病热。夏日伤热，则起痧气而为霍乱吐泻，服十滴水辄愈，是其病寒也，故谓"受热而病热"无有是处。须知受热竟不病热，《内经》说明此理，谓"夏至一阴生"，热在外，寒在内，故其病多洞泄寒中。霍乱有转属而为热病者，则因其初病时亦感寒也。乃若伤湿则为脚肿，为皮肤病而患疮疡，亦不发热。其长夏而病发热者，依然是伤寒也。

同是伤寒，何以不胥名曰"伤寒"？热病即温病，同是伤寒而病热，何以不胥名曰"温病"？而或名"温病"，或名"伤寒"？曰：此时令之关系也。春夏秋冬有生长收藏之作用，人体应之，其在不病时，已迥然不同。春夏秋冬之不同作用，于何验之？曰：验之于地面上之动植万有。人体应生长收藏之作用，于何验之？曰：验之于饮食、嗜欲、意志。其平时之不同者，生理之形能也；其病时之不同者，因生理之形能不同，疾病之形能随之不同也。其不同奈何？曰：冬之伤于寒也，起初振寒不适，既而发热，其发热也，毛窍闭，汗不出；春之伤于寒也，初起亦洒淅恶寒，而为时较短，毛窍开，汗自出；夏之伤于寒也，壮热喘渴，无汗则体若燔炭，有汗者则初起即热，纵有形寒，只须臾耳；长夏之伤于寒也，壮热多汗，其舌质必绛，口味恒甜。不同之点，此其大略。又，感寒而病，当热未发，先感不适，此即躯体之忍耐力。举其似者以为喻，例如午餐本十二钟，偶有特种原因，迟至两钟，不过略感饥饿，未尝不可忍，是即胃之忍耐力。又如觉寒而添衣稍迟，觉热而去衣稍迟，未尝不可，是即躯体外层之忍耐力。其理同也。西人谓此为前驱症，冬日伤寒，前驱症长。春夏伤寒，前驱症短。此亦不同之点。其次为既病，冬月伤寒，往往三候，热最高时，在第七日乃至第十五日，十五日以后，则日轻夜重，弛张颇甚。此在仲景《伤寒论》谓之"传经"，西人则谓之"病型"。春夏伤寒，则不如冬月伤寒之有规则。又其次为兼证，冬月伤寒，发热之外，必兼见头痛、项强、体痛；春月伤寒，常兼咳嗽、骨楚；夏月伤寒，常兼泄泻。此其大较也。同是伤寒，何以前驱不同，病型不同，兼症不同？是可知四时之生长化收藏，影响于躯体生理之形能，因而变更疾病之形能，其事至确。春为风，故春病热者为风温；夏为暑，故夏病热者为暑温；长夏为湿，故长夏病热者为湿温，其病本是伤寒，因时令之异而兼六气之化，故命名如此。然而冬有非时之暖，春夏有非时之寒，气有未至而至、至而不至之时。于是，冬日之热病有与春日同者，夏日之热病有与冬日同者，则就前驱症辨之而定名，于是冬日有风温，夏日有伤寒矣。

凡热病之定名，从病形，不从病能。病形者，病初起之三日所见之病状。病能者，既病之传变与转属。例如，温病可以变疟，疟为后起病，乃由温病转属者。因温病有变疟之可能，故曰病能。病无定，自不可以命名，命名既从病形，自皆在初起之时。六气中之燥气为热病病能上事，非病形上事。盖有热病而化燥，无初起兼见燥化者也。又，燥属秋令，秋季前半，长夏暑湿未退，秋季之半后，新凉感冒已与冬月为邻，故无"燥温"之名。不佞所谓正名者，大略如此。至于前所谓第二步，更于下章详之。

第二期

恽铁樵　著

　　仲景言《伤寒》主六经，《温病条辨》则主三焦。三焦之说，《灵枢》最详，《营卫生会篇》所谓"上焦如雾，中焦如沤，下焦如渎者"是也。就此三语观之，其义盖谓身半以上[①]为上焦，身半以下为下焦，中脘胃腑所居之地为中焦。沤，如《诗经》"可以沤麻"之"沤"，有"蕴酿"之意，谓脾胃腐熟水谷也。水谷既腐熟，糟粕从下而出，故云"下焦如渎"，谓二便也。糟粕既下行，精华自当上行，如何上行？必有赖于蒸化，然后能输运于四肢百体。蒸则如雾，故云"上焦如雾"。古人不知胃壁、肠壁皆能吸收滋养料供给各组织，仅凭理想，故云"如雾""如渎"。此原是笼统语，该括言之，初不指一脏一腑，别无深意，亦与病之传变无与，不能与伤寒六经并论，甚为明显。《营卫生会篇》又云："上焦出于胃上口，并咽以上，贯肠而布胸中，走腑，循太阴之分而行，还至阳明，上至舌，下足阳明，常与荣俱行于阳二十五度，于阴

----

　　① 上：原误作"下"，据文义改。

16

亦二十五度，一周也，故五十度而复会于手太阴矣。中焦亦并胃中，出上焦之后，此所受气者，泌糟粕，蒸精液，化其精微，上注于肺脉，乃化而为血，以奉生身，莫贵于此，故独得行于经隧，命曰荣气。下焦者，别回肠，注于膀胱而渗入焉。”以上为《灵枢·营卫生会篇》原文细绎文字，颇觉生涩，文并不古，亦非不通，惟骤视之，所纪颇凌乱无次。其云“上焦出于胃上口，并咽以上”，当是从胃上口直至咽喉以上，此处不过是食道，何物循此食道行？荣乎？卫乎？经气乎？血液乎？《经》未明言。如云上焦循此食道行，则语殊费解。盖谓从胃上口至咽为上焦之一部分，则语意显明。云“上焦出胃上口，并咽以上”，上焦是何物？殊不能知其命意所在。“咽以上”三字之下，接“贯肠”二字。肠之地位，在中脘以下，自咽至肠，中间距离太远。续云“而布胸中”，则又自下而上矣。脏腑内景本不易明，似不宜故捩其辞，使读者索解不得。曰“走腑，循太阴之分而行”，更不知“腑”字何指。其下之“太阴、阳明、足阳明”，无一语不生涩，亦在在不可究诘。虽然，就生理之形能上观之，《灵枢》所言却自有其价值，不过仍与热病之传变无与。凡人口渴甚，饮水则润。渴非口唇燥，乃胃中燥，得水而润，亦非口中润，乃胃中吸收液体，几经转折，传之唾腺，唾腺分泌唾液，然后润也。审是，所谓“自胃上口，并咽以上”，自非无故。且不曰“至咽”，而曰

"并咽以上",是指口中津液尤为显明。凡食物入胃,消化之后,胃壁吸胃液体以资营养。由胃入肠,肠壁亦事吸收液体以资营养。苟从饮食入胃之后,潜心体察,可以不须剖验而得。且人之感饥饿,不在胃中,而在腹部。《内经》云:"胃实则肠虚,肠实则胃虚。"故肠胃更迭为虚实,其意若曰"肠实、胃实者病,肠虚、胃虚者亦病",欲明肠胃不同实、不同虚,故其措词如此。若就生理之形能言之,肠实者,胃不妨虚,肠已虚者,胃则非实不可。感饥饿者,不在胃而在肠,故有"枵腹饥肠"诸成语,不曰"枵胃饥胃"也,此则"贯肠"两字之所由来。回肠间苟有燥矢,则苦不得寐,其甚者躁烦不安,又甚者神昏谵语。神昏谵语,谓是心胞络病,乃想当然之语,于实际无有是处。谓是脑筋错乱,亦尚可商。盖燥矢结于肠,而不寐、烦躁者,乃神经节为病,因肠壁纤微神经与交感神经、运动神经皆相通之故。阳明腑证之扬手掷足,因肠壁纤维神经病,影响于运动神经之故。其躁烦不寐,则因肠壁神经影响于交感神经之故。交感神经于听命神经节,间接受治于大脑,故曰神经节为病。神经节者,胸中之事也,此病之形能也。因病之形能以推测生理之形能,则知食物入胃,必下于肠,入肠之后,其影响最著者在胸中,必有其输送精微之道,故曰"上焦如雾","布于胸中",此"布胸中"三字之所由来。然则此一节文字,译之为今人通用文字,当云"上焦从胃上口上行，至于咽以上，从胃中部下行，至于肠，仍输送其精气布于胸中。"

"走腑"句，"腑"字颇难索解。若根据《素问》及《难经》，则此"腑"字当指气街。曰"循太阴之分"，观下文"手太阴"句，则知此是足太阴。"还至阳明"句，观下文有"足阳明"句，则知此处为手阳明。其云"常与荣俱，行于阳二十五度，于阴二十五度，五十度而会手太阴"，是其所言者，即是卫气。（阴阳各二十五度，详《灵枢·卫气行篇》，可参考，文繁不备录。）盖惟卫与荣俱行，证之他处，无三焦与荣卫俱行之文也。惟岐伯谓"荣出于中焦，卫出于下焦"，而言才上焦独详，似中、下焦统于上焦者。《难经》谓："三焦者，水谷之道路，气之所终始。"正与《灵枢》此节相合。"出于胃上口，并咽以上，贯肠，而布胸中"，是说水谷之道路；"走腑"以下至"复会于手太阴矣"，是说气之所终始。如此解释，未尝不言之成理。

其云中焦是荣气，曰"泌糟粕，蒸精液"，正是说的熟腐水谷，使清者向上，浊者向下，是"泌糟粕，蒸精液"也。云化其精微，上注于肺，则仍是"上焦如雾"之事，不过其所主者在荣卫，谓"荣出于中焦"，故如此说。不得泥定地位，致与上焦纠缠不清。其云上注于肺者为血，行于经隧者为荣，经隧即豀谷、肌肉之分，脏器得此而滑润，故古人谓"荣"为内部湿润之气。今日有西国学说，则知微丝血管有渗润，淋巴液有循环，可以补我国古书之不足。而"荣"字真确解释，自当以微丝血管中渗出之液体当之。其言"下焦"，意义自明。综以上所言者观之，三焦言水谷之出入与其精微化为荣卫之大略者也。其言上焦自胃上口并于咽以上，自胃上口下至于肠，复自肠上至胸中，不限于中脘以上之地位也。中焦起于胃中，化精微上入于肺，化血，复从血中分泌液体，行于遍身之经隧，不限于中脘之地位者也。三焦之可以分别言者，大略如此，与《温病条辨》之言三焦，无丝毫相通之处。《条辨》颇推崇叶天士，其云"凡温病者，始于上焦，在手太阴"，是即天士《广温热论》开卷第一条，所谓"温邪犯肺，逆传心包络"者也。以手太阴为上焦地位，未尝不是肺原属脏腑之最高者。然《灵枢》则明言中焦化精微上注于肺脉，鞠通岂未之见乎？又，其全书用药以轻者归上焦，重者归中焦，尤重者归下焦，纯以地位为主，不问荣卫气血，亦与《灵枢》不合。《灵枢》固主荣卫，不主地位者也，然则苟非鞠通不会懂得《营卫生会篇》文字，即彼所谓"三焦"者，不是《生会篇》之"三焦"。吾乃遍考他处之言"三焦"者。

（一）《灵枢·本输篇》云："三焦者，中渎之府也。水道出焉，属膀胱，是孤之府也，是六腑之所与合者。"

（二）《难经·三十八难》："府所以有六者，谓三焦也。有原气之别焉，主持诸气，有名而无形。其经属手少阳，此外腑也。"

（三）《灵枢·经脉篇》："三焦手少阳之脉，起于小指、次指之端，上出两指之间，循手，表腕，出臂外两骨之间，上贯肘，循臑外，上肩，而交出足少阳之后，入缺盆，布膻中，散络心包，下膈，循属三焦；其支者，从膻中上出缺盆，上项，系耳后，直上出耳上角以屈，下颊至𩠌；其支者，从耳后入耳中，出走耳前，过客主人前，交颊至目锐眦。是动则病耳聋，浑浑焞焞，嗌肿喉痹。是主气所生病者，汗出，目锐眦痛，颊痛，耳后、肩臑、肘臂外皆痛，小指、次指不用。"

《灵》《素》言三焦者，大都不外以上三节。自余如《素问·六节藏象论》《灵兰秘典》等篇，偶然涉及，无此详也。第三节《灵枢·经脉篇》所言，最不易明了，然中医实以此为根本，不明经络，无以言医。然求之今日医界中人，不过能记诵而止，若深明其理，则自古医籍中已无之，遑论今日。兹为释疑辨惑起见，为言其原理，俾读者可以自修而止。至于详细，余今不能言也。凡经络云自某处、迄某处、经某处者，皆从病与生理之形能来。例如《灵枢·经脉篇》之言三焦，前半所说，均从后半病形产生。先有耳聋、嗌肿、喉痹之病，相其阴阳，辨其深浅，定为手少阳之病；复视其兼证有目锐眦痛，颊痛，耳后、肩臑、肘臂外痛，小指、次指不用，于是定诸痛处为手少阳之经。

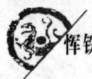

其中复有错综交互，如云"交出足少阳，布膻中，散络心包"，是手少阳一经与足少阳、手厥阴有交互关系也。所谓经气，亦如血行，如环无端，不知其所自始。然躯体而有病，必有其始病之处，又必有其痛苦之区域。从其区域分之，因有十二种，从其始病言之，因有手六经、足六经。例如疟疾之形寒，有从背起者，有从手足者，其明证也。古人最讲究针灸，而砭石又在针灸之前，以事理推断之，必有甚深远之历史。惜鄙人读书不多，不能考证耳。度此时之缘起，必如今日妇竖皆知之刮痧，其后演进而为砭石，再进而为针灸。十二经之井、荥、经、俞，则多从针灸之成效而定名，故今日已不能知其最初得此之所由。嗣后由针灸而汤药，则为道稳而取效亦神，则属最后之进步矣。今日吾人所当知者有二事，其一、古代所传之汤药，其用法皆隶于经络，某经病当用某药，从之则效，违之则否。故当用葛根者，不得用麻黄；当用大黄者，不得用巴豆。非如西药仅言汗下，无复别择。此治中医所以不可不讲十二经。其二、健体之经气不可见，逆之则见，而经气之所以逆，由于气候之六淫者三之一，由于起居饮食者三之一，由于七情者三之一，故寒暑病人，饥饱病人，意志拂逆病人。不逆经气，则能遂其生而尽天年；逆经气，则不能遂其生而夭折。所谓有道之士，善养身者，能遂其生而已矣。上工能治未病，能知经气之顺逆，及其未病，拨乱反正而已。

此十二经原理之大略也。经气不可见，逆则见之于病能，循经治病谓之工，然非上乘。能知若何便逆经气？若何便顺经气？守顺避逆，乃真上乘。《素问·上古天真论》所言，乃上乘也。西国最新发明者曰细胞，曰内分泌，其实经气较之二者尤精，惜乎古文太简，《灵枢》之学说又真伪参半，果能懂而理之，发挥而光大之，则中西携手之后，西国医学当更进一步。此则欲于医学有所发明，尤不可不知经气。今姑置此，而言三焦。然则三焦有三种，其一，"三焦者，决渎之官"，专指分泌尿汁说；其二，"三焦者，水谷之道路，气之所终始"，专指消化力与卫气说；其三，三焦为手少阳经，为十二经中之一。滑伯仁、徐灵胎皆云："言决渎之官者，为下焦气化之三焦；言手少阳者，是有名无状之三焦；言消化与卫气者，是有名有状之三焦。"准此以谈，是古人定名不讲究也。然无论何种，与《温病条辨》皆不合，是《温病条辨》之三焦，乃第四种三焦。

假使有精当之学理，真确之经验，原不妨于古人所言者之外，别树一帜。然必其所言者，与古人相发而后可。如其与古人所言相背，则必古人所说之理论不圆满，吾能证明其误处而后可。若表面崇古，里面反古，用以欺世敛钱，原滔滔皆是，不足深责，著书垂后，则其罪不胜诛矣。今《温病条辨·上焦篇》曰："凡温病者，始于上焦，在手太阴。"鞠通自为注曰："古来但言膀胱主表，殆未尽其义。肺者，毛皮之合也，独不主表乎？……温病由口鼻而入，自上而下，鼻通于肺，始手太阴。"此语实费解之至。愚按：古人言脏腑与言经气有别，盖脏腑①是实体，经气是气化。六淫之邪，中人而为病，言气化，不言实体。《内经》言："邪风之至，疾如风雨。此"邪风"字，不问从西北来，从东南来。故善治者治皮毛，其次治肌肤，其次治筋脉，其次治六腑，其次治五脏。治五脏者，半死半生也。故天之邪气，感则害人五脏；水谷之寒热，感则害于六腑；地之湿气，感则害皮肉筋脉。"此节经文与上文阴阳及东南西北各节息息相通，所谓"阴阳更胜之变，病之形能也。""治皮毛"，谓病在皮毛也，不是言肺之合，是言躯体之外层；其次在肌肤，言稍进，非言脾之合；其次在筋脉，言更进，非言肝之合；其次在六腑，言入里；其次在五脏，言里之无可再里。假使指皮毛为肺之合，肌肤为脾之合，筋脉为肝之合，则六腑为何者之合乎？是不可通。又，认皮毛为肺之合，是必邪风之害人，初一步肺受之，继一步传之脾，继一步传之肝，继一步遍传于六腑而后可。证之实际，无论伤寒、温病，皆不尔。是更不可通。是故自来释《伤寒论》者，开口即言"太阳是膀胱"，鄙人绝对不敢苟同，故本讲义解释太阳病，直

---

① 腑：原作"卫"，据 1928 年版《温病明理》及文义改。

曰"太阳者，体躯之最外层"。今曰"凡病温者，始于上焦，在手太阴"，此何说也？其次不可解者，为"伤寒从毛窍入，温病从口鼻入"。大约鞠通创"温病自口鼻入"，为其最得意之语，不知此说绝不可通。试逐层推敲之：

（一）《内经》言凡热病皆伤寒之类，凡邪风之害人皆始于皮毛，今言从口鼻入，由里出外，是必温病在《内经》"凡热病"三字范围之外而后可。

（二）既言从口鼻入，鼻通于肺，故在手太阴。然则口通于脾，不在足太阴乎？

（三）《经》言"天之邪气，感则害人五脏"，此言不治皮毛，即有害五脏之可能，所谓病能也。曰"水谷之寒热，感则害于六腑"，此真从口入者，更证之于实验，饮冰而洞泄，触秽而为霍乱，空气中微菌传染为各种疫病，此真从口鼻入者。若云天之邪气，感亦有从口鼻入者，于《内经》无征。

（四）鞠通谓《伤寒》言中风，是西北方之寒风。彼所言之温病，风为火母，乃从东南方来解冻之温风。寒风从毛窍入，温风从口鼻入，不知出何典记？有何理由？诚咄咄怪事。就《温病条辨》之第一节略为钩稽，其不可通已如此，而党于鞠通者，方浓圈密点，大赞不已，将谓天下后世人无不可欺，不亦憯哉？

《温病条辨》之三焦，如吾前卷之说，读者可以灼知彼之所谓三焦，非《灵》《素》之三焦矣。而其

"温病从口鼻入"之说，亦不成立。伤寒从皮毛入，《素问》固已明白言之，然必其人内部有弱点，然后外感得以乘之，否则虽寒不伤也。例如《素问》认各种热病皆伤寒之类，而曰"冬伤于寒者，春必病温"，"冬不藏精者，春必病温"。是即明明指出非内部有弱点者，纵有寒亦不伤之意。何以言之？冬者闭藏之令也，冬不藏精，是逆冬气，逆冬气则春无以奉生，故至春当病。冬之冱寒为阴胜，春之和煦为阳复，阴胜者阳无不复。当冱寒之顷，生物所以不死者，赖有抵抗力，而其所以有抵抗力者，在于能藏精。至于阳复之时，盎然有生气者，亦即此所藏之精为之，是为生理之形能上事。若冬不藏精，则在冬时无抵抗力，而寒胜大过，至春复无以应发扬之气候，则生理之能力绌矣，然未至于死。有胜必有复，且胜之甚者，其复亦甚。惟生理之能力既绌，例无不病，故冬不藏精，春必病，而所病者必是温。《内经》言阴阳凡三级，就一日言，曰昼夜、昏晓；就一岁言，曰生长收藏；就一生言，曰生老病死。生老病死，亦即一生之生长收藏也。故人生当三八肾盛之年，虽冬不藏精，春不必病温，何以故？一生为大，一年为小，大德不逾，小德自有出入余地。《经》言"春必病温"，指一年说也，故"必病温"云者，乃指理之必然，非为事实上有如印板文字。王朴庄驳喻嘉言，有"士如归妻，迨冰未泮"之笑话。（见《世补斋医书》后附之"回澜说"）其实两人皆未之深思，故言多而意不达。

惟其内部有弱点，然后外邪得以乘之，故同是潦暑，同是沍寒，而有病、有不病。不过病因亦有主从，定名必从其主。伤寒、温病皆以时为主，若论病因，温病不纯是外感，伤寒亦不纯是外感。例如伤寒阳明腑证，其病为燥矢，假如无从口入之食物，安所得燥矢？今创一义曰：伤寒太阳证是寒邪从肌表入，伤寒阳明证是病毒从口入。自矜创获，以为识见不亚于仲景，而精密且过之，天下、后世其许之乎？否也。且鞠通既认定温病从口鼻入，温邪是由里达表，何以第一方却用仲景之桂枝汤？岂非自相矛盾之甚者？

鄙人志在昌明中医学，不得不辟除谬说，并不欲以口舌与古人争胜，以为名高。王孟英、吴鞠通、叶天士之书，疵谬百出，若欲一一纠正，叠纸等身，其说不能尽，吾则以为是喧宾夺主，不暇为也。惟三人之谬说，流毒于天下已如此，苟不能有精切简明之方法指示后来，则其黑幕总无从揭破，而流毒遂无有穷时。今吾节录陆九芝《世补斋医书》中论文两篇，先以证明《条辨》《经纬》《叶案》之谬，非吾个人之私言，然后说明何故。虽有九芝之说而叶派流毒不为减杀，庶几前此之将信将疑者，读吾此篇，灼然洞见症结，则以医为业者，或减少一造孽之途也。陆九芝先生对于温病之议论，摘录如下。

第三期

恽铁樵　著

论叶天士《临证指南》伤寒门方

　　叶先生《临证指南》卷五，以风寒分门，而寒门所有者六方，并非伤寒大证，即在太阳一经，亦仅言其至小。此书行后，遂不闻以《伤寒论》治病，今之置寒水六气于不讲者，大抵即由于此。而《伤寒论》中之细微曲折，亦更无能道其片语者矣。乃有门人华玉堂者，于此一门后大放厥辞，谓"人但拘仲景之法，皆为见闻不广，胶柱鼓瑟，不知变通"，以明仲景之不足法，而以此六方为治伤寒一大宗。徐灵胎曰："此即俗名着寒之病，偶称小恙，不入经络者也，何必牵引伤寒大证，发诸议论及细阅此编，竟无伤寒之门，即此为伤寒之法，不禁失笑。夫医者之学问，全在明伤寒之理，则万病皆通，故伤寒为病中第一证，而学医者之第一功夫也。此编独阙此一门，则平日所习何书，所治何病？此非此老之过，抑编此书者胸中茫无定见耶？"灵胎说如此，尚不知此案与此药亦未必定出自先生也。昔梁茝林中丞《浪迹丛谈》载叶先

28

生轶事一则，为：龙虎山张真人在吴，于万年桥停舆，让桥下天医星（**铁樵按**：天医星是何星座？张天师又何以异于酒肉道士？以事理推测，是必天士行贿张天师，因而放此谣言。不图能瞒过雍、乾时人，而不可以欺天下、后世。然则天士之为江湖医，已昭然无可逃矣。）过去，而是日是时，不先不后，天士小舟适从桥下摇橹行来。中丞于此不溢一词，而其下即引纪文达语，谓天士不事著述。今所有《医案》十卷，为门人取其治验，附以论断，非天士本意也。石琢堂殿撰亦谓先生少所著作，《指南》一编冗杂不足以传，乃先生弃世后，门下学者会萃而成，其方不尽出先生之手。然则此书明是及门假托，为一时渔利之物。奇在所作医案，每以不了语气，及上下之不联属，又每以"也"字易"矣"字，谓是其师汉魏文章，然犹无害于病者。若此伤寒一门，则俗医正怕读伤寒书，正谓伤寒方难用，遂若照此六方，法已大备，更不必问途于仲景，而又因此作"江南无伤寒"之说，非皆不辨真赝，而徒震其名之害耶？呜呼！自有李士材《医宗必读》，而世不知有血证。自有此《临证指南》，而世不知有伤寒。叶先生为吾苏大医，享盛名于雍、乾时，必不至此。彼华玉堂、邵新甫辈，造此大孽，且坏先生身后名，安得不为先生一雪此愤哉。（九芝曲为辨护，犹是推崇前辈，稍存忠厚之意。然事理昭然，岂容讳饰。铁樵注）

丹溪之言，曰"格致余论"，戴人之言，曰"儒门事亲"，宁陵吕氏之言，曰"人子不可以不知医"。修谓：有父母者，不知医不得为孝子。即有儿女者，不知医亦不得为慈父。当今之世，诚何恃而不恐？正不徒"一物不知，儒者之耻"已也。

论《临证指南》温热门席姓七案

席姓，脉左数，右缓弱此为温热病脉，阳根未固温热与阳根无涉，阴液渐涸阳邪之甚，舌赤微渴亦阳邪也，喘促自利、溲数三焦大热，晡刻自热，神烦呓语日晡所，阳明王时也。初诊只有晡刻神烦。夫温邪久伏少阴此沿喻氏之说，其误即始于此，古人立法，全以育阴祛热古人治温决不育阴，全以下语气未了。但今见证，阴分固有伏邪阳伏于胃，病在阳分，真阳亦不肯收纳乃阳邪之充斥，非真阳之不纳，议仿河间浊药轻投河间从无此法，不为上焦热阻独此未用一药，下焦根柢固立与下焦根柢无关，冀其烦躁、热蒸渐缓不去其热，热何由缓。

熟地炭　茯苓　淡苁蓉　远志炭　川断　五味方谬
又再诊晚诊阴中伏邪阳伏于胃，晡时而升的是阳明，目赤羞明睛不和也，舌绛而渴渴为温病，与育阴清邪法以阳邪而育阴，阴愈育，阳邪愈固，而云法乎。

生地炭生熟地之所贵在滋膏，而炒为炭则无用，亦断无先熟后生之理。元参心 川斛 炒麦冬麦冬无炒用者 犀角 石菖蒲二味并开心窍，送邪入心。

又三诊脉左数右软此时脉尚未变，舌干苔白，小溲淋沥腻涩之效，吸气喘促呼气促是脱，吸气促乃是闭，烦汗的是阳明，乃肾阴不承非也，心神热灼蒙闭一去胃热，蒙闭即开，议以三才汤滋水制热岂阴虚而火炎耶？此时之邪热，非滋水所能制。用三才加茯神、黄柏、金箔邪必益锢，晚进周少川牛黄清心丸一服助犀角送邪入内。

又四诊昨黄昏后诊脉，较之早上，左手数疾顿减脉象陡变，惟尺中垂而仍动阳邪内陷矣，呓语不已，若有妄见胃热蒸心益甚矣。因思肾热乘心胃热而非肾热，膻中微闭，神明为蒙，自属二字何解？昏乱全不识阳明病，随进周少川牛黄丸领邪入心一服，俾迷漫无质之热热本无所为质暂可泄降并未一用泄降之药，服后颇安并不能烦躁矣。辰刻诊脉濡小脉又变矣，形质大衰生熟地炭既立根柢，何至形质大衰，舌边色淡，下利稀水邪下陷矣。夫救阴是要旨撤热是要旨。读仲景"少阴下利篇"太阳阳明亦有下利，上下交征此句如何接得上，关闸尽撤，必以堵塞阳明为治昨日犀角、昨晚牛黄尽开诸窍，一变而为堵塞。况阳明无堵塞之理，以阳明司阖阳明之阖不如是讲，有开无阖，下焦之阳仍从走泄矣生熟地炭之功何往。议用桃花汤。

人参 赤石脂 干姜 粳米此方补涩而温，适与清泄苦降相反。

又五诊晚服照方，加茯苓。此时病已垂危，药之出入，必不在一味茯苓。

又六诊脉左沉数，右小数堵塞后，脉又变矣，暮热、微汗、时烦，辰刻神清只有辰刻神清矣，虚邪仍留阴分实邪仍留阳分，议用清补当用寒泻。

人参　茯苓　川斛　炙草　黑稆豆衣何用？糯稻根须何用？《金匮》麦门冬汤全与温病无涉

"温热门"再有张姓一案，初仅形寒畏冷，用复脉汤去参、桂，加甘蔗汁。及三诊，阴液尽涸，阴气欲绝。复脉汤有麦、地，何以阴涸阴绝？

再有顾姓一案，初尚能饮酒纳谷，用犀角、生地。再诊，目瞑舌缩，神昏如醉。心开窍于舌，犀角送邪入心，故舌缩。

再有陈姓一案，初不过夜烦无寐，不嗜汤饮，亦用犀角、生地。及三诊，阳升风动。用生地，阳当不升，用犀角，风当不动，何又升动若此？

凡此所用药后，种种变相，皆《指南》所自言。何以用其法者，皆不一问其药之取效，固有如是者乎？

《指南》"温热门"共四十余案，其于席姓，复诊者七。初诊左数右弱缓，为温热病应有之脉，邪在阳明，是为时气，非阴虚火炎、骨蒸筋热之病，亦非上盛下虚、阳光飞越之病，与阳根未固、真阳不肯收纳，有何干涉？乃必曰"久伏少阴"，而欲育阴以立根柢，此在劳怯病中尚为下乘，岂可以之论温热时邪哉？及复诊者再，而吸气喘促，心神蒙闭，非熟地、生地炭腻膈留邪，犀角、石菖蒲送邪入内之效耶？再与天冬、地黄、人参之三才，加以牛黄协犀角之力，脉之数疾顿减，一变而为濡小，或并外热之不见，病于是乎内陷矣。牛黄之服后颇安者，并烦躁之不能也。所以形质大衰，而即下利稀水。温病不撤阳邪，种种变相已露，尚曰"救阴是要旨"，而一任其阳邪之伤阴，以致关闸尽撤，有开无阖，即用桃花汤以堵塞之，此在痢疾门中尚是末传之治。而始之仅为晡刻神烦者，至此而仅有辰刻神清矣。其人之终日昏沉，内风扇动，粒米不进，举室惊惶已可想见。六诊、七诊，只剩得稻根、秬豆敷衍成方，而终之以一服麦门冬。嗟呼！此病之初，人迎数盛，气口濡弱，伤寒成温之的候也，此时一用仲景之葛根芩连汤，辛凉解散，病即外达，一汗而解，热退身凉，神清脉静矣。即不然，而须专清里，则仲景之白虎汤、栀子豉汤，辛寒泄热，里气一清，外邪自解，亦无不热退身凉，神清脉静矣。余为治三十年，凡遇温热病，无人不如此，无时不如此，无地不如此，无不于十日内贻之以安。惟尚未能起床出门，往往受人促迫耳。今观此案初诊之义，邈若山河，及四诊而一路之病随药变者，败坏至此，事已不可为矣。独有下利一证，或尚是热结旁流，为挟热之利，非燥屎即胶闭。若一投仲景之大小承气，尚能起死回生。乃华玉堂从未梦见，反谓见闻甚广，不肯胶柱鼓瑟，辄投石脂、干姜，温之、涩之。病到如此不堪地步，一味人参，聊以塞责。此外则秬豆之衣也，穭稻根之须也。一筹莫展，剩有麦门冬一方。如不欲战，于此而云"病尚有活理"，谁其信之？温热法从此失传，可恨哉！

今之抱一册为市医捷径者，名曰叶派。余初不解温病之十有九治者，何至于百无一生？及观此案之始终本末，而知编此一册者，正利其日后必然之状，已预定于始初立案之时，以为先见之明，言无不中。而病家即以其言无不中，果服其先见之明。孰能知其人之本非此病，而移病凑药，使之病随药变耶？此所以人愈死而名愈高也。则此一案之在病家，尚可安于不问哉？吴子音《三家医案》伪薛洁燔三诊，其害亦同于此。

合论顾景文《温证论治》、吴鞠通《温病条辨》

《温证论治》在华邵辈所编《临证指南》之外，乃顾景文者，假托叶先生之语，而刻于唐笠三《吴医会讲》者也。唐刻有小引云："先生游于洞庭山，门人顾景文随之舟中，以当时所语，信笔录记，一时未经修饰，是以辞多佶屈，语亦稍乱，读者未免眩目。不揣冒昧，窃以语句稍为条达，前后少为移掇，惟使晦者明之，两先生立论之要旨，未敢稍更一字也。"据此，则所刻云云，已经唐氏加以删润，尚且如此不堪。然则顾景文之原本，当更何如？不意托名大医，便能行世，贮春仙馆刻之，拜石山房刻之，种福堂又刻之，而其贻祸于病人者，直如此其大也。顾所记名曰《温证论治》，而章虚谷乐为之注，改其名为《外感温热》，王孟英又乐取之，谓仲景所论温热是伏气，叶氏所谓温热是外感，故以"温邪上受，首先犯肺，逆传心包"十二字揭之篇首，以自别异。果如其说，则所称温热者，不过小小感冒，即俗所谓小风热、小风温，如目赤、颐肿、喉梗、牙疼之类，却只须辛凉轻剂，其病立愈。然何以不出数日，遽入心包，为一场大病，以至于死？若不数日而病即入心，即可死者，则必非如其所说只须轻剂之辛凉，且何以如其所言，不即愈于辛凉之轻剂耶？夫其所谓"热入心包"者，不可谓世无其病也。然总不在仅称外感，仅病及肺，仅用此无名轻剂之时。是故古之人不轻言"热入心包"也。而顾其姓者，确凿言之若此，迹其所以有是作者，似欲以所用轻剂愈人之病也，似又欲以所用犀角愈人之病也。乃用其所谓轻剂而病未解，渐欲入营，血液受劫，心神不安，斑点隐隐，即随其所用不言何物之轻剂次第而来。然则用轻剂而液受劫者，轻剂不可用矣。用其所谓犀角而斑出，热不解，胃津告亡，肤冷至一昼夜，仅仅未成脱证，亦即随其视同花露之犀角次第而来。然则用犀角而津告亡者，犀角又不可用矣。此皆顾景文自己所说，皆顾景文自己告人。夫病之教人以必用此药，教人之必不可用他药者，不过恐以他药使病增重，不过欲以此药使病速愈，不过期其后此之种种恶候，一用此药，尽消弭于无形。故必谆谆告诫，不惮烦言，饷遗来学。而人之生其后者，有心济世，乐为之反复引申，一刻再刻，使其愈病之法，昭然若发聋振聩，而惟恐其弗传。断无因其用此法则液受劫，用此法则津告亡，而谓此劫液亡津之法，有未可任其不传者。然而后之人，则必用其法矣。一用其法，则所说液劫、津亡者，即于初用轻剂，接用犀角时预言之而无不准。若有先见者，然并恐不用其法，则血液未定受劫，胃津未定告亡。而所谓先见者，便不十分稳足，何由取信于病家？此所以生其后者，万不肯不用其法也。人心愈幻，其法愈巧。后数十年，而又有吴鞠通者。鞠通即本顾景文"温邪上受，首先犯肺，逆传心包"之十二字，而为《温病条辨》，自条自辨，可发一笑者也。开卷捏造"温病以桂枝汤主之"为仲景原文，继复承《指南》之讹，以喻西昌治瘟之法，谓是刘河间之所以治温，两失已不待言。乃以温病之本在中焦者，先移之于上焦，谓"切不可用中焦药"，痛戒中焦之芩、连。而其下即云"热邪久羁，吸铄真阴。邪热久羁，肌肤甲错"，皆鞠通所自言，皆鞠通自己所告人者。先是自制银翘、桑菊两方，即顾景文之辛凉轻剂，不名一药，而鞠通为之引申者也。嗣是方名清宫，用犀角、牛黄。方名增液，用元参、麦冬。以及一甲、二甲、三甲之复脉汤、小定风珠、大定风珠，无非滋腻伤阴，引邪内陷，病至此不可为矣。而因其中焦篇，亦或有偶用芩、连、膏、黄时，凡温病之一用芩、连、膏、黄，无不可去邪撤热者，鞠通又若未尝不知。然苟非布置上焦，则热邪未必久羁，真阴即未定劫铄。苟非诃斥芩、连，则邪热未必久羁，肌肤又未定甲错。顾景文"延之数日"，鞠通再加"缓缓"两字，何以必缓缓也？不可解而实可解也。此所以后乎鞠通者，亦万不肯不用其法也。以滋腻留邪之药，缓缓延之，热邪方盛之时，阴无不伤，病无不死。陶节庵之《一提金》《杀车锤》《截江纲》，书名之恶极者也。此之一甲、二甲、三甲、定风珠，方名之恶极者也。病何等事？医何等人？顾可儿戏若斯乎？

再论"温邪上受，首先犯肺，逆传心包"十二字

此十二字者，《温证论治》之所以发凡而起例者也。初不言邪之何以独伤肺，肺之何以遽传心，但云："若论治法，宜用辛凉轻剂，延之数日。"夫人病之热，惟胃为甚，胃热之甚，神为之昏。从来神昏之病，悉属胃家，即使热果入心，亦必先病及胃。病苟仅在于肺，则断无神昏之事，即断无入心之理，乃于病之

明明有神昏者，特将"神昏"二字始终不提。又明知神昏不属于肺，即暗将神昏移入于心。其曰"上受"，曰"先犯"，曰"逆传"者，皆所以抹煞胃病之故。再加"未入心包，邪专在肺"二句，说成此时之病，不心则肺，一肺即心。若绝无与"于阳明胃者，而不可用胃药"之语，适在此种种胃药之时，欲成一家之言。翻尽千古之局，锻炼周内，病者不能呼冤也。其时病者，或为太阳、阳明两经递病，或为太阳、阳明两经合病。太阳行身之后，由背贯胸；阳明行身之前，由胸彻背。肺为华盖，位在胸背之上，而胸为近。胃为五脏六腑之海，其清气上注于肺。注者，射也。太阳之邪射肺，阳明之邪亦射肺，而阳明为近，故必阳明胃之热降，而在上之肺气始安。所病本只在胃，肺仅为病所累，于此而必曰肺病，势必徒用肺药。转将胃之支脉络于心，胃热之最易蒸心者，一任其逼近心包，日逼日近，而神昏益甚。又以为此即心病，此即肺病之传心。轻剂已后，即用犀角，将胃中之药非特搁置弗道，并且禁绝勿用，遂领胃中射肺之邪直攻心脏，是其所以逆传者，全赖此药以为之也。夫胃者，腑也。肺与心脏也，本是腑病，而偏要说成脏病，遂乃舍腑治脏。夫岂有脏腑而亦可以不分者？人病腑为轻，而脏为重，此时一治其腑，病无不除，亦何至领邪入脏，死于非命哉？独无如兔园册子，只有顾景文之《温证论治》、吴鞠通之《温病条辨》等物，以为道在是矣。宜乎今日盛名之下，并脏腑之不言也。

再论胃病有神昏，肺病无神昏之理

世间原有一种肺病，其小者为咳呛、喷嚏、颐肿、喉梗之类，其大者为哮喘、咯血、肺痈、肺痿之类，皆不闻有神昏而至谵妄者。既曰肺病，断不能有神昏。既曰神昏，断不仅为肺病。既不神昏，断不病及心包。既不病心，断不需用犀角。是皆可以理断，而不必尽通乎医道者也。鞠通所谓上焦病者，即景文所言之肺。鞠通所谓"不可用中焦药"者，即景文所不言之胃。乃于景文"延至数日"上，再加"缓缓"两字，胃不及待，酿成大热。或亦一用膏、黄，似乎已胜顾说，而随即以清宫、增液者，使胃病仍归不治。夫人之所病者胃，而医之所言者肺，神之所以能昏者在胃，而医之所以治神昏者在心。类皆善用移字诀，而此之所移，又为移字诀中最大之祸。明明一部《伤寒论》长留天地间，其于急去热邪，阴始可保，为仲景之白虎、承气汤，小之而一去其热，阴即不伤，此仲景之葛根芩连诸方。辛从甘以化阳，苦从甘以化阴，阴阳和而时雨降，顷刻间有嘘枯振槁之能者，概从摈弃。且若恶闻，岂无意乎？风寒、温热，寻常病耳。似此惝恍迷离，既令人于《伤寒》方视若畏途，并以一二肯用

《伤寒》方者，目为怪物。登仁寿而免夭札，只看
《伤寒论》之兴替何如。余既合论两家，而并畅发此
论，所望病家之曾受此害者，一权于肺胃之间，而恍
然有悟也。

第四期

恽铁樵　著

铁樵按：九芝先生之反对叶派，可谓热烈，而其崇拜《伤寒论》之坚定，亦迥非我辈后生小子所可几及者。须知此非细故，从来学成专家，非有专一之热诚信仰不能为功。一种学问，殚半生之心力，孳孳为之数十年，然后薄有成就，因而爱护之惟恐不周，排斥反对之说惟恐不力，以故门户水火之见，有不期然而然者。故曰：人有不为也，而后可以有为。若无所不为，则未有不流于浅薄者。然而鄙人有不能已于言者。十五年来，与我同治医学之人，其初皆研究伤寒，而后辄流入叶派，谓其于伤寒入之不深，所以见异思迁。固然，谓今之时医皆叶派，苟翛然立异，将群起而排之，使无立足之地而后已。犹之举国皆饮狂泉，转以不狂者为狂，结果，不狂者非尤而效之，而亦佯狂不可，是亦一充足之理由。然而彼初崇伤寒，后崇叶派者，果不见叶派有些微效果，而徒因趋时之故乎？果从九芝先生之说，遂无不治之温病，而彼等卒未肯一尝试乎？吾知其必不然矣。两年来，吾曾处心积虑，留意于此，而得发见以下各节。

41

第一、温病自温病，伤寒自伤寒，伤寒法不可治温病。戴北山取《伤寒》方剪去热药，兼采刘河间双解、凉膈等方，陶节庵三一承气、黄龙汤等方，吴又可达原、三消、清燥、养营等方。其议论谓："伤寒病在太阳，常恶寒，传入阳明之后，始恶寒罢而恶热。若温病，初起即发热、渴，不恶寒，故伤寒有麻、桂证，温病绝少麻、桂证。""太阳病，身热而渴，不恶寒者，为温病"本是仲景之言，仲景如此说，谁则敢反对者？故其议论，有挟天子以令诸侯意味，后之人无有敢反驳者。然用其法以治温病，有时不能取效，于是创为种种调和之说，有真温病、假温病之分。"真、假温病"之名，不见经传，特于朋辈论议时习闻之。所谓真温病，即指吴鞠通、王孟英之所谓温病。所谓假温病，即指《伤寒论》中仲景之所谓温病。此不过谈议时敢为此言，若偶然为医杂志中论说，不敢形之于笔墨，盖不敢质言仲景所说温病是假温病也。昔人用麻、桂治热病不效，刘河间专用凉药，遂享盛名。于是有创为调和口吻者，谓"江南无真伤寒"，不识南阳、长沙皆非北地，其语遂成笑柄。此与现在"真、假温病"之说，今古为一丘之貉也。鄙意则以为此所谓温病者，仍是伤寒。不过冬日伤寒，无论已发热、未发热，必恶寒。春日伤寒，有开始即发热而渴、不恶寒者，无所谓真假，即此便是真温病。若今人所谓真温病，古人不名为温病，其解释如下节。

　　第二、温病有两种，一种是暑温，一种是湿温。两种皆夏秋间习见之病，今人名之为温病，古人却不名之为温病。《伤寒论》痉、湿、暍与伤寒相滥，湿即湿温，暍即暑温也。何以知之？六气中之湿气浸淫于皮肤，则为湿疮；若从下受，则为脚肿。此两种病，岂能与伤寒相滥？"滥"，如"滥竽"之"滥"，谓其病相似，猝然不易辨别，而真际则迥然不同者之谓。与伤寒相似，则其病必发热。其与伤寒真际不同，因其病是中湿，而非感风寒。然则非今日所谓湿温病，更有何病以"湿"名而发热者乎？今人所以名湿温，为其病喜燥而恶湿，而又发热，此其定名，本自不误。《伤寒论》文字简古，既云与伤寒相滥，发热已在言外，无须更著"温"字。"暍"字，文义本是伤暑。伤暑、伤寒相滥，非暑温而何？此两种病与伤寒迥然不同，限于夏秋间有之。平时而有湿病者，必有意外湿邪，而后有如冒雨、溺水等事；平时而有暍病者，亦必意外触热，而后有如炭晕等。

　　第三、湿、暍病之与中风、伤寒，本是两种病，第差别甚微。而同是伤寒，同是中风，其间复有更微之差别，故有麻、桂、青龙、葛根、白虎等治法。然此等差别，虽各不同，而其治法之第一步，不外解肌、解表。若湿、暍两种病，则与伤寒绝对不同者有两点。所感受者为湿、为暑，而非风寒，绝对不能解肌、解表，此其一。伤寒传至阳明，当清当下，忌用香药；

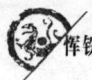

湿、暍为病，凡伤寒清下之剂皆不适用，而必须香药，此其二。

何以绝对不能解肌、解表？此理最易明白。读吾书者，皆知冬日玄府倾向于闭，故感寒者，汗不出而恶寒、脉紧者。春日玄府倾向于开，故感寒者，汗出、发热而脉缓。若夏日空气热度高于人身之体温，则非复玄府启闭之事。章太炎先生近著《霍乱论》，有数语极为明显，可以证明吾说，略谓：冬日空气浓厚，中含酸素多，呼吸入血，则体温高而血行速。夏日空气稀薄，中含酸素少，呼吸入血，则体温低而血行迟。以上《霍乱论》原文，文字简古，此仅译其大意。当请之章先生，将《霍乱论》原文加注，公布之。愚按：此真一语破的之言。血行速则抵抗力强，皮毛固，汗不易出。血行迟则抵抗力弱，皮毛松，汗自出。冬日空气热度低于人体甚远，非抵抗力强不可。夏日空气热度高于人体亦甚远，非但无取乎抵抗，并且有待于疏泄。而一则皮毛紧，一则皮毛松；一则汗不出，一则汗自出。各方面适于生存之事，相因而至，此之谓天造地设。惟冬日抵抗力强，皮毛固，故风寒侵袭，仅及表层。惟夏日抵抗力弱，皮毛松，故暑湿侵袭，无不深入，病者恒多汗而脉沉缓，惟其如此，故绝对不能用解肌发表法。须知汗自出，血本易燥，更从而汗之，血中水分愈少，则热且愈高，此《内经》所以表虚者禁虚虚也。其有夏日发热而发汗者，往往热可炙手，是则当汗，《内经》

所谓"体若燔炭，汗出而散"者是也。但无汗之证，当归入伤寒类，非与伤寒相滥之暍病。暍病专指中暑无汗之证，则暑而兼风寒者，表热可炙手，复无汗，其脉必浮紧，与纯粹暑温不同矣。

吾知读者于此，必有一急欲知之之事，即湿、暍之病理是也。伤寒之病理，为风寒侵入肌腠，体温集表，以事驱逐，则为壮热。其中风证之有汗者，因玄府倾向于开，体温反射，以祛外感。因玄府之开，反不得力，祛之无效，体温继续奔集表层，遂成有汗壮热之局。此其病理，已于《伤寒论讲义》详之。若湿、暍之病理，则与此不同，盖纯属空气与血之关系。中暑之病，因外界空气热度太高，体工方以排泄为事。若复猝然遇更高热之空气，则排泄之力增加，液体锐减，血乃渐干。复因所吸空气酸素不足，故体内存积之酸素，悉数自燃以为救济，则呈壮热。同时高热空气中之少数酸素，既不足补偿血中之所损失，复不足如量供给肺脏之呼吸，于是病者乃感窒息。故凡中暑之病，无有不汗、多胸闷、舌干质绛者。此病若以伤寒之发表解肌当之，是液体涸竭之时，复从而涸竭之也。以故暑温证误投汗药，往往见齿衄、舌衄，是即血液既干，复强责其汗之故。盖微丝血管必得血中液汁濡润，然后能弛张伸缩，以调节血之流行。今一方因排泄汗液过多而血干，一方因血中存积之酸素燃烧而血愈干，若更强责其汗，则微丝血管不得濡润，不能弛张伸缩，斯破裂矣。丈许之绳，引而绝之，其断绝处，必其纤维最弱处。今血管破裂，必先见于龈与舌，必此两处之血管为最薄弱。然则齿衄、舌衄乃遍体血液破坏之见端，故温病而见齿衄、舌衄，乃败征也。或问：酸素在血中，何以知其有存积？应之曰：吾以理测之，知必有存积，最易见者，莫如肺中之空气与胃中之食物。当行深呼吸之顷，肺虽极端弛张，仅能呼出肺中积气全量之半。当极感饥饿之时，亦仅耗去胃中食物全量之半。苟无此半数之储蓄，则将丝毫不能忍饥饿与窒息。空气稍浊，便当晕绝，进食略迟，亦即饿死矣。是人体之有忍耐力，皆此储蓄为之，安有血中酸素而无存储之理？

　　既明以上之理，湿病乃容易明了。长夏所以称湿令者，即因空气中酸素太少之故。盖空气中成分，除却酸素，只有氮气①，氮气能令各物霉腐，即所谓湿也。长夏空气中酸素少，人体血中酸素亦少，而湿之足以病人者，偶然被雨，或浴后当风，或衣湿反汗皆是。当此之时，更感风寒，或停食积，则病发热，是为湿温。湿温之发热与伤寒同，亦因风寒侵袭外层，体温起反射而热。所不同者是湿，此病必自汗，即因血中酸素少，血行迟，复因长夏溽暑，汗腺皆开，以

---

　　① 氮气：原为"淡气"，据文义改。下同。

事疏泄之故。故病此者，肌肤皆津润。空气中氧气①成分少，氮气成分多，则在在皆觉湿润，此为湿病之一原因。而自汗太多，病者不敢易衣，往往多反汗，此亦湿之副因。于是与伤寒有两异点：其一、苦于不得化燥。九芝先生尝谓"阳明无死证"，愚则以为伤寒由太阳传阳明，非由轻而重，乃是由重而轻。何以言之？太阳从寒化，变化最多，阳明从燥化，清之即愈故也。今湿温之为病，详其发热之由，亦是体温反射，则与伤寒略同，惟因湿重不得化燥，则病型与伤寒全异。往往初病三五日，谓是太阳证，既非是，谓是阳明证，亦似是而非也。其二、苦于胸脘痞闷。空气中氧气约得十之二而强，氮气可得十之八。若将氧气除去，其纯粹之氮气，可以令人窒息，故氮气亦称窒素。长夏患湿病，血中氧气既少，空气中氧气又少，则安得不闷？闷甚，脾胃之升降失司，至于呕泻交作，与霍乱相滥者有之，此则与伤寒之"心下温温欲吐"者迥然不同。伤寒与香药无与，此则非紫雪不可也。

或问：湿温之热，为体温反射之热；暑温之热，为血中氧气燃烧之热，于何辨之？曰：暍为中暑，暑为热，为夏时所独有，故《经》云"后夏至日为病暑"。夏至之后，岂无伤寒？但论天时，固当如此，原非可以凿说。暑为热，然长夏之空气是湿，故暑温

---

① 氧气：原作"养气"，据文义改。下同。

之为病，无有不兼湿化者，以故前人谓暑是湿热二气。体工对于外界高热之侵袭，惟一方法只是出汗，汗出多则血干，同时汗出多则玄府洞开，反见洒淅形寒。此时之寒，非外界有寒侵之，但因疏泄太过，无以保存其固有之热。此时若拭干其汗，就凉处休息，原可以不病。若仍勉强触热则病，引冷亦病，当强烈之风亦病。因触热，则汗愈多，血亦愈干，最后必至闷瞀而绝。此于沙漠中旅行，不能得滴水者，有此惨死状况。若在人烟稠密之处，无有不引冷自救者，则其病缓者为暑温，暴者为霍乱。亦有霍乱之后，转属而为暑温者。此种病有两个特异之点，其一，大汗壮热。其二，舌绛而润。汗则血干，润为兼湿，舌绛为血中仅有之氧气自行燃烧，以故既汗多，又热壮。因空气湿重，病兼湿化，故舌虽绛而仍润也。若伤寒中风证之热，汗多者舌不绛，舌绛者津不润，一望可辨。且伤寒类之春温、风温，无有初起即舌绛者。故曰体温反射与酸素自燃为不同也。

于是《条辨》《经纬》《广温热论》之言，可以节节证明其误。血原属心，舌色之绛是血热之见端。古人因《内经》有"心不受邪之说，故归其病于心包。心包者，心囊也。暍病之所以神昏者，因血干、高热，血干则行缓，调节血行之脉管神经起反射则紧张，热高则神经受炙，影响及于延髓，则神昏。当其未神昏之时，必先见手指震战、唇舌𦙶动，是即纤维神经紧张之见端也。心囊并不能使人神昏，故谓"神昏为热人心包"者，非是。神昏由于神经起变化，神经所以起变化，由于血燥与酸素自燃，用凉血药则差减，生地、元参是也，犀角则误。病属空气与血之关系，谓为"从口鼻人"则根本错误，谓为"温邪犯肺，逆传心包"，亦去题万里。至欲于伤寒六经之外，别创一三焦之说，既未懂得六经，尤未懂得三焦。谬说流传，杀人千万，是投畀豺虎而不足蔽辜者也。惟其根本谬误，故说理无有是处，用药亦无有是处。清宫、增液、一甲、二甲、大小定风珠，一派滋腻之药，无非痴人说梦。《条辨》既误，《温热论》亦误，《温热经纬》亦误。王孟英于《温热论》后所加按语，神气虎虎，不可一世。自今日视之，客气而已，江湖而已。九芝先生谓"照阳明治法，葛根芩连清之，无勿愈者"，此可以施之伤寒类之温病，不能施之与伤寒相滥之湿、暍。顾其言虽误，其所以为此言，则因灼知《条辨》《经纬》之误，而又见彼等假经文以炫世售欺，故深恶痛绝之而为此言，是其心公而非私，视鞠通、孟英辈，有泾渭之分已。

至于此病之传变，为不佞所已发见者，大约顺传为泄泻。初起壮热汗多，脉数胸闷，舌绛而边红润，此时多泛恶而不泄泻，进药则呕吐不能受，可用川连、小朴、银花、鲜藿香、姜半夏、枳实、竹茹。胸闷呕剧，药不能受者，先进辟瘟丹半分或一分，即能受药。

热壮者，加甘露消毒丹一钱半，和药煎服。两剂之后，必热势减而见水泻，其势仍未清者，原方加炒扁衣、建曲、芡实、苡仁。若热已清，仅水泻者，重用芡实，加荷蒂以止其泻，舌润者可加厚朴。切弗用干姜，因病从暑温传变而来，是协热利，非寒泻也。若转痢者，从痢疾治。其逆传者，甲种多见筋惕肉𫘬，手指震动，甚则谵语。此多因误发其汗，致血愈干，神经受影响所致。见血则危，重用鲜生地以凉血稀血，则或可挽救。误用温药者，亦有此种逆传。乙种为出白㾦，白㾦，古书无之，始见于《吴医会讲》、叶氏《温热论》，谓："白㾦，透明者无妨，色白如枯骨者必死。"译本西医籍亦言白㾦，而不详其所以然。以余所知者，透明之白㾦，有由反汗而见者，大分与痱子相似。其白而灌浆者，亦有不甚显明者，则石斛为之也。石斛用以治热病，亦始于叶氏，此物最为热病所忌，鲜生地可用，石斛不可用也。何以言之？生地黄之功专能凉血，血之就干者，得此可以转润，故暑温证之汗多舌绛者最宜。石斛则非血分药，《本经》言其能厚肠胃，实与血分无与，且此物之功效专能生津。暑温无不兼湿，生津则助湿，胸痞乃益甚，所以不可用。至服此辄出白㾦，当是与腺体有关。津液从唾腺生，唾腺与胃腺、汗腺关系最接近。因助湿之故，胃腺津润，膈间痞满，汗腺因起变化。伤寒以冷水噀之，肌肤起粟，其理与白㾦因石斛发生有相似处。真相如何，未

敢武断，从经验言之，有此病能，则不可诬也。湿病
仅不化燥，即不退热。若不发汗，不用温化，可以久
久不变，久久不愈。一用温药，变端立见，若误发汗
亦危险。若以香燥化之，三数日之间即庆安全，此其
大较也。以上所说，仅能施之于真确之湿、暍，若误
施之于伤寒，为祸甚烈。其必要之条件，在夏秋之交、
溽暑之时，一也。暑病，汗多，舌绛边润，脉数。湿
病，舌白润，口渴，脉软，汗多，二也。无论湿、暍，
必胸闷，三也。同是六七月之交，山林空气清，中含
酸素多，城市空气浊，中含酸素少。湿、暍之病，多
发于都会人烟稠密之处，因空气为制造此病之源故也。
举世聚讼，缴绕不已之温病，不过如此，鞠通、孟英
必著为专书，妄引经文，多方掩著，不肯直截爽快说
出，致后人读其书者，愈读愈不得要领。今之时医乃
以羚羊、犀角为习用品，以石斛为藏身之窟，不问伤
寒、温病_{此指伤寒类之温病}，甘凉之剂一例混施。最可恶
者，以石斛施之风温、痧疹，至咳嗽、发热之病，什
九成急性肺炎；当出痧子者，痧不得出，终成内陷。
病家不知其故，医家不知其故，覆辙相寻，滔滔皆是，
皆吴鞠通、王孟英所造孽也。本篇尚有未尽之义，当
于医案中详之。

第五期

　　此书为民国十五年拙著，为前届函授讲义之一。至今八年，复检一过，觉此中所言有是处，有误处。是处苦于成分不多，误处在所说不彻底。八年来自己有无进步，不得而知。但证以今年所诊之温病，较前为彻底，殆无可疑。凡读前人书，最重要者在能得其进步之迹象，余书不足当著作。然从余治医者，苟能见余进步之程序，则可以收事半功倍之效，以故不废旧说。其未彻底之处，另著于篇，庶学者汇而观之，容易得窍，此则区区之微意也。

　　余近年确知温病是手经病，然《温热经纬》《温病条辨》诸书则始终反对，凡《温病条辨》中所列方药，亦都不以为可。兹本《内经》与所经验，说明十二经络之诊法，更列治愈与不愈医案，证明《温病条辨》方药之非是。于其所未知，则付诸盖阙，不强不知以为知也。

　　十二经络为手三阳三阴、足三阳三阴。《灵枢》详言经络之起讫与所经过，然熟读之，临诊茫然，虽熟读亦无用处。鄙意此当根据《内经》与《伤寒论》，

《伤寒论》仅言症状之所著，虽文字简古，然其道若大路然，学者不难遵循。《灵枢》言经络，其说愈详，乃愈无用处。此是两书不同之处。医学以有补实用为目的，当然宜遵照《伤寒论》办法。若就《灵枢》所说，即使委曲凿解，其事亦等于射覆。

按：《伤寒论》言六经完全是足经，推原其所以然之故，即因伤寒是冬病，冬气通于肾，故所言不涉手经，是即仲景撰用《素问》之旨。伤寒之六经，以症状为标准，简明言之，其条理如下。

曰：足少阴经，肾脏之经气也。肾脏经气病，其所著之病状为脉沉微，但欲寐、蜷卧、自利、自汗、郑声，此所举数端为少阴初步见症之真正现象。曰：足太阴证，腹满、自利。曰：足厥阴证，阴阳不相顺接，手足厥逆，利而自冒。以上所说与《伤寒论》本文颇有出入，然极真确，与本文之意丝毫无背。余所发见者，已散见于各讲义，但此事不厌其详，不嫌重出，更为详细说明如下。

冬气通于肾，冬伤于寒则肾病。寒从皮毛入，未至于虚，则脏不病而病腑。虚则及脏，脏器坏则死。今所著之症状，不是脏器坏，是脏之经气病。经者，常也。就病时现象之所著，可以知平时经气之功用。既明平时经气之功用，可以知病时痛苦之深浅。如此转展推勘，是为形能之学，其可得而说明者。肾为一身之基础，为精气之所藏。《内经》之法，春生夏长，秋收冬藏，以故冬气通于肾。《经》云："天癸至，则精气溢泻。天癸竭，则面焦发槁。"天癸者，肾之经气也。就新生理言之，即腺体之内分泌，其著之于外者为莹澈之面色。又云："肾者，作强之官，技巧出焉。"此经气病，则面色不华、精神萎疲、神气蒙昧，见之于外者则为但欲寐。但欲寐者，虚也。其次为郑声，郑声者，虚之甚也。据已病之症状以推测不病时之经气，则《内经》所言明白如话也。既灼知不病时之经气，则候病者之面色、神气、症状、脉象，而知病程深浅至若何程度，如观指上螺纹矣。脉沉微者，轻按之不见，重按之始见者谓之沉，起落不宽谓之微。脉沉微，复汗出，神气不振，但欲寐而自利，在外者如此，则知其内部组织全无弹力，此所谓少阴证，与三阳证绝对不相混也。其有症状悉同，而脉硬者，脉硬则非复沉微，其脉近乎洪，近乎紧，然而自汗如故，但欲寐如故，或者兼见自利恶寒，则知脉硬非因组织有弹力，乃因纤维神经起代偿。仲景又言："脉紧，汗出，恶寒，自利而咽痛者，属少阴。"于是见病人之咽痛，合之少阴之症状与脉象，可以测知不但纤维神经起代偿，腺体亦起代偿。咽痛为喉头扁桃腺痛，与肾腺是一个系统，此种咽痛与阳明热化之咽痛绝对不相混也。蜷卧者，脚酸也，神经纤维受病，故汗出。酸则有拘急意，故蜷卧。然则蜷卧是神经性病，病之兼神经性者，涉及厥阴范围，所谓"肝之变动为握"，神经属肝故也。神经硬化，腺体起代偿，而汗出自若、恶寒自若，甚至自利昏沉自若，其内部完全不相协调，故曰"阴阳不相顺接"。少阴证而兼见阴阳不相顺接之厥阴证，是其病为深一步。是脉沉微为少阴初步，脉硬化乃少阴之第二步也。自利不止而腹满者，为兼见之太阴证，肠系膜、肠神经都无弹力，所以满，必自汗、恶寒，但欲寐、自利诸症兼见，然后是太阴。此与湿热滞下迥然不同，故太阴可以附子理中，而湿热滞下则绝对不可用之。

　　脉紧、无汗、恶寒、项背强痛为麻黄证，脉缓、有汗、恶风、项背强痛为桂枝证，此两证皆谓之太阳病。此为膀胱之经气，其地位在一身之表，其病较之少阴证为浅。膀胱为肾之腑，凡病之初步，病腑不病脏，故曰"善治者治六腑，其次治五脏"，此所以阳病为浅一层病也。太阳从寒化，脉虽紧必恶寒，热虽壮仍恶寒，唇不绛不干，舌质不红，舌面必润，所谓寒化也。初一步寒化，继一步热化。热化者，不恶寒，舌质必绛，舌面必干，如此者则为阳明。何以热化？寒化者为阴胜，热化者为阳复。《经》云"阴胜则阳复"，凡活体有胜必有复，此所以初一步寒化，继一步热化也。阳明属胃，由太阳而阳明，乃自然之传变，此所谓病态也。其寒热有起伏，寒时纯是太阳证，热时纯是阳明证，而其病之变换在半日之间，如此则谓之少阳。凡此种病，其口必苦，苦为胆味，故是足少阳。足少阳之为病，必头痛，因其病从热化，故必呕，因其脏气与胃相连，故热化则上行，上行则胃逆。此则少阳之症状也。

以上所言者为足六经，因有仲景《伤寒论》之故，吾侪只须说明其理，便尔厘然明白。若手六经，古人无真确解释，大都本《灵枢·经络》篇敷衍塞责。余甚不以为然，以为不明其理，但剿袭古书，而欲使他人明白，是以其昏昏使人昭昭，故余欲为创造的说明。此意怀之多年，乃今始能言之无疑义，不宗《灵枢·经络》之说，亦犹之仲景之言足六经耳。

风、寒、暑、湿、燥、火为天之六气，过当而能病人者谓之六淫，六淫中人，五脏六腑应之而病。病种种不同，在人身，腑脏地位不同；在气候，四时寒暖不同。就一年言之，有生长化收藏；就一生言之，有生长老病已；就一日言之，有黎明、薄暮、日中、夜半。用以上种种，交互参合而言之，是为《内经》之法。故《内经》之言五脏，是气候的五脏，是四时的五脏。其言病皆主气化，用十二经络说病，其所言皆气化之病也。通常以为热病是气化病，其余非热病，为脏器病，此语非是。《内经》除四时六气之外，可谓无一字，则气化病实包括一切。为便于说明计，热病当另提讨论，则是一定之程序而不容紊乱者。

热病，发热之病也。冬季发热是伤寒，春夏发热依然是伤寒，故曰"凡热病，皆伤寒之类也"。春主风，夏主热，长夏主暑湿，秋主燥，冬主寒，是六气配四时之大略。因时定名，冬之热病谓之伤寒，春之热病谓之风温；夏至前之热病谓之温病，夏至后之热病谓之暑温；夏秋之交溽暑，空气稀薄，中含氧素少、窒素多，其时以湿胜，当此之时患热病，则谓之湿温；八九月，燥气主令，其时之热病，多半原因于夏日受凉，反夏之长气，无以应秋之收气，因而病热，如此则为伏暑。此为根据四时以定病名之大纲。而日月五星之运行有岁差，其气候不能整齐划一，故有至而未至、未至而至之不同。如此则春之时亦有伤寒，至而未至也；冬之时亦有温病，未至而至也。因此之故，其病之变化遂不可究诘，仔细考察，无论如何变化，竟不能逾此大纲。例如伤寒之为病，初一步脉紧、无汗、恶寒，而夏至后之暑温，亦有壮热、恶寒、无汗之症，所谓"体若燔炭，汗出而散"者是也。此种暑温，当其最初时，与伤寒无异，不过恶寒、无汗之时间甚短。按：此种即是夏日之伤寒，亦即是非其时而有其病，但毕竟与伤寒不同。正如历史所记，隆冬之时桃李花，竟有花落结实者，如此则谓之冬行春令，其结实可谓冬行秋令。此反常之气候，非其时而有其事，毕竟其花、其实与春秋两季正式之花、实不同。此与夏至后有伤寒，其事略相似。夏至之热病，无汗、形寒者，谓之非时之伤寒，固不妥当，谓此种热病初起与伤寒相似，不过恶寒之时间甚短，实是暑温，不是伤寒，如此说法亦不妥当。因初起与伤寒无异，则当其发病太初第一步，医者不能辨别其为伤寒、为温病，则在此时期中用药无标准，必须俟其甚短之形寒时期过去，然后可以断定其为暑温。如此不但于治疗上不健全，即说理亦不健全，然则奈何？曰：此当以时为主，不以病症为主，时令即是真确之标准。何以故？须知暑温之发热、形寒，在最初时期表面与伤寒无异，其里面与伤寒完全不同。如何不同？冬气通于肾，伤寒为肾病；夏气通于心，暑温为心病。初期只治腑，不治脏，肾之腑为膀胱，心之腑为小肠，一为足太阳，一为手太阳也。故同是发热，伤寒以发汗解肌为主，暑温则以利小便为主，足太阳之邪从肌表解，手太阳从溲溺解，所谓"心邪从小肠泻"也。以故暑温即使无汗，亦用香薷。得汗之后，即当注意利小便。伤寒之特效药是麻、桂、青龙诸汤，暑温之特效药是六一散、凉膈散此方有硝、黄，暑温积不在肠者，不可轻易尝试。且名为"散"，当研粗末，将全方之药总和，用药末三五钱，煎汤服，与寻常煎剂不同也。近人鲜有知此者，每照方直抄，芒硝五分、七分，大黄一钱、钱半，如此则与河间创此方之本意不同，而容易闯祸、甘露消毒丹、青蒿、白薇。病与伤寒不同，药亦完全与伤寒不同。执果溯因，就方药之效力，亦可以测知伤寒、温病之分属足经、手经。抑又不止此，吾能更以事实证明之。伤寒末传为少阴，其特效药为附子。附子之药位在小腹，肾之领域证也，此可以明足少阴之为肾。

暑温之末传在心房，其脉初步（此指已末传之初步）恒缓滑而起落宽，浅人往往误认此种是好脉，岂知此乃心房肿大之证据。初一步脉缓滑、起落宽，继一步其脉便散，此时病人有极显明之证据，即面无血色、自汗不止、心悸气急而手脚肿。须知缓滑而起落宽者果是好脉，即不当面无血色；心房果有弹力，即不致自汗而发肿。盖缓滑、起落宽之脉，乃在由好变坏之中途，是乃过程中一个时期所见之脉象，良医所以能知之者，全凭脉与面色合并考虑。又，吾从各种病症推勘，得一公例，内脏不坏，面部与手足不肿，此可以证明心房之为手少阴。今年夏间所诊温病，如苏州叶姓小孩医案、大夏大学傅君小孩医案、上海文庙路潘姓小孩医案，皆可供参考。尤妙者是大夏傅君之小孩，此小孩两岁，患病由鄙人诊治，只服中药，不服西药，却另延西医三人，隔别诊断。余断为心脏病，西医用爱克司光镜照见心房聚水。事后傅君始详细告余，傅为余杭章太炎先生之婿。此病治愈之后，太炎先生及三西医均极口赞扬中国医学，而不知此中国医学乃由鄙人从《内经》中悟出，从来未经人道者也。此即仲景所谓痓、湿、暍与伤寒相滥而异治之所以然之故。暑温是暍病，据此推论，痓与湿温易知也。春主风，春气通于肝，其脏是肝，其腑是胆。春日之热病，初步必鼻塞、咳嗽、骨楚，风为之也。必口苦、头痛且眩，其头痛恒在两太阳，或呕，或胁下痛，足少阳之经气为之也。长夏之湿温，恒腹满自利、骨节痛、身重难以转侧，口味淡而不渴，足太阴、足阳明之经气为之也。夏暑汗不出者，秋为痎疟，疟之病灶在募原，其实即是三焦，《病理各论·疟痢篇》言之甚详，则手少阳之经气为病也。如此则十二经络，岂不如快刀破苦竹，迎刃而解哉！以上所言为热病，其非热病之属手经者，变化甚多。鄙人壬申癸酉大病，即属手太阴阳明、手少阳三焦之病，其病理甚深，附见于《临证笔记》。大夏大学傅姓、苏州叶姓各医案，都另有专篇，兹不赘。但就上文所说热病病理衡之，则本书指《温病明理》所言尚多不彻底，不彻底故所言不干脆，则温病治法仍不能彻底解决。今撮要重新讨论之。

　　本书所列《临证指南》"温热门"席姓七案，就鄙人现在研求所得之医学观之，其为错误已不待言。第一方，熟地、苁蓉、远志、川断、五味子，先已大错特错。热病为伤寒类病，岂有开场即用腻补之理？其脉案云"阳根未固"，云"温邪久伏少阴"，云"古人立法育阴祛热"，又云"真阳不肯收纳，河间浊药轻投"等语，可谓不知所云，文理不通，病理不通。当时欺人骗钱，乃更著书垂后，是真小人而无忌惮者。此等人，鄙人竟不屑骂，骂之适足污我笔墨。最好请西医余云岫骂之，彼固善骂中医者，《临证指南》一类书，非得余君善骂之笔，殊令人不快意，今姑置之不论。惟陆九芝先生所说，亦复大有商量。如云"人迎数盛，气口濡弱，伤寒成温之的候也"，此其所说是伤寒系风温，不是夏秋间暑温。仲景葛根芩连汤亦只能治伤寒系风温，不能治真正暑温。所以然之故，暑温本是汗多，葛根能发汗。温病之正当治法，当用牡蛎、小麦敛汗，不当用葛根发汗。如其发汗，则病必增剧。所谓增剧者，病随药变也。病变之后，类都不认为温病，故虽误不自知其误。白虎之用，必须口渴、大汗、躁烦，而暑温往往热不甚壮，渴不引饮，投白虎亦都病随药变。故石膏、葛根在暑热有时可以为副药，不能视为特效药，所以然之故，葛根是足太阳药，石膏是足阳明药，暑温是手太阳、手少阴病也。秋季痢疾用葛根为副药，颇有效。所以然之故，秋痢是手阳明病，其脏是肺，其俞在肩背，适与葛根之药位相当。故痢疾之兼有外感者得葛根，其外感即解，因葛根能祛肩背所受之风寒故也，然亦限于背恶寒、热化而汗不多之症。若痢疾腹痛、汗出甚多，葛根即在可商之列。九芝说下利一证可用仲景大小承气，此语亦可商。须知温病下利是因汗出太多故，与伤寒阳明腑证迥然不同。此盖为体工起变化而利，非为食积或湿热下注而利，当以止汗为主，不当以攻下为主，此皆经数十百次经验而莫或一爽者。又，既知暑温之为小肠病、心房病，则古人"温病下不厌早"之说，亦属可商。九芝盖亦认温病为当下者，故以三承气为说。

辨暑温、湿温

《温病明理》云："暑温无汗者，属感寒。"《热病讲义》云："暑温无汗，香薷证，是伤暑。"同学颇有以此为疑者，然此二条表面看似抵触，其实并不相悖，且因文字互歧之故，一经探讨，病理反得愈益显明。

夏日暑温有二种，其一，壮热无汗，汗出则解，所谓"体若燔炭，汗出而散"是也。又一种，有汗、肤津、手腕凉，热弛张不壮，却不肯退，小便奇少，此种是心囊聚水为病，《热病简明治法》所称"与西医会诊而得之教训"是也。何以有此二种病证？盖无汗者是因寒束肌表之故，其证初起亦形寒、无汗，是太阳为病。不过时令在夏至后，节气不同，脏气不同，此种太阳却是手太阳。就时间说，谓之伤暑；就太阳说，谓之感寒，其实是一句话。本来《内经》谓热病皆伤寒之类，又云"先夏至日为病温，后夏至日为病暑"，是故讲义名之曰暑温。温者，感寒而发热之谓也。或问：热弛张、有汗之暑温，其初起亦许感寒耶？则应之曰：固然。不感风寒者，决不发热。不过有汗之暑温，症结在心囊聚水，其扼要治法在利小便。无汗之暑温，症结在太阳，其扼要治法在发汗，故不可相混也。

同是发热，同是因感寒而发热，严冬、春夏，病则不同，药亦不同，讲义已屡言之，兹不赘。同在一时令，同是感寒，而其病不同，则以其病缘不同之故，例如火车、轮船司机者，终日近炉火，如其热病，必为暑温；站岗、巡捕，久立雨中，衣服沾濡，如其热病，必为湿温。此中最多讲究，即论中湿，皮肤病是湿，脚气亦是湿，都不定发热，因湿邪与集表之体温无关故也。其病发热者，开场本是感寒，故使发热。若感寒之后，复停食积，则其病脏气虽有变化，病型却无变化，故冬日伤寒而停积仍名伤寒，夏日病暑而停积依然是暑温。若感寒之后而复冒雨，则其病型完全不同，湿邪在上，可使头痛而重；在胃，可使呕吐不能食；在肠，可使腹满而泄泻；在下，可使脚肿而重；在躯体、经络，可使疼痛不能转侧凡有如此病者，因病缘不同之故，病名遂变，谓此种热病曰湿温。同学尝苦暑湿、温与伤寒界说不清楚者，得此一篇，可以恍然悟矣。

或问：喝本训伤暑，西医谓之日射病，其证有发热、呕泻并作，为势甚急者。此之发热，似不当谓其病因是感寒？答曰：此乃古人所谓热霍乱，其病之重心在呕泻，不在发热，故当归入霍乱一类，不与五种伤寒为比。且谓"发热因于感寒者"，不过论其大齐感寒固有不发热者，真霍乱是也。发热亦有不因感寒者，此热霍乱是也。凡一病之成，因缘多端，医者当须执果以溯因，勿但循名以责实，则思过半矣。

此篇乃铁樵师口说，而永祚笔记者，未及请师复阅，即以付印。或有不尽合师说之处，乃由拙笔不达之故，不敢逃其责也。

受业孙永祚谨识

热 病 讲 义

恽铁樵　著

李莎莎　杨建宇　整理

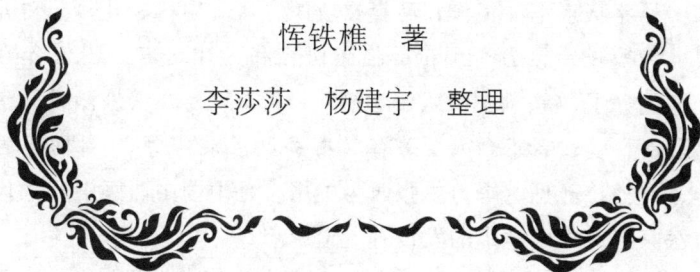

内 容 提 要

恽铁樵（1878—1935），名树珏，字铁樵，别号冷风、焦木、黄山，江苏省武进人，是近代具有创新思想的著名中医学家。早年从事编译工作，后弃文业医，从事内科、儿科，对儿科尤为擅长，致力于理论、临床研究和人才培养。1925年在上海创办了"铁樵中医函授学校"，1933年复办铁樵函授医学事务所，受业者千余人。著有《群经见智录》等24部医学著作，有独特新见，竭力主张西为中用，是中国中西医汇通派代表医家，对中医学术的发展有一定影响。

《热病讲义》作为"铁樵函授中医学校"教材之一，该书将伤寒、温病归于热病名下，辨析了伤寒、温病、湿温、暑温、痉病的病名及各自的治法。该书坚持中医的辨证治疗，并结合西医的生理、病理讲述治疗的原理。针对不同的病证，作者引经据典，根据自己多年用药经验，得出所用方药。并针对疾病的主症、副症，指出处方的主药、副药，及药量的大小。该书将易混淆的几个疾病分别辨析，举例说明实际问题，是一本通俗易懂的热病著作。

《热病讲义》首刊于1928年，陆续有多种版本，今以《铁樵函授医学讲义二十种》1933年铅印本为底本，并参考其他版本进行校点。

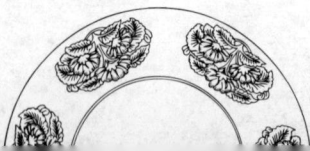

目录①

---

　① 原书没有目录，为方便查阅，整理者增加了此目录。

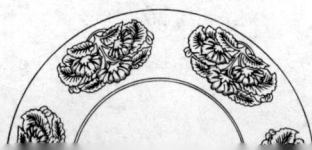

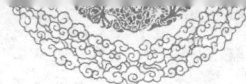

第一期

恽铁樵　著

　　此书为病家作也。人不能不患病，尤其是不能不患热病。此语殆无可反驳。亦有年至四十、五十，从未患热病，或竟不曾患任何种病者，此种例外。不过千万人中一人，果真从不患病，当然不必讲常识，否则我这书是不可少的。无论做何事，都要有相当的资格。没有资格，包管做不好。有了病，自然要讲调护，这调护也要有资格，不然也是做不好的。我仔细考察，患病是百人而百都不能免，有调护资格的可是居少数，别的病犹之可也，热病是最多，又最是急性多变化，调护稍为外行，危险就在眉睫之间。如此情形，岂不是人生最要提前研究的一件事么？

病　名

　　热病发热，是摸得出的，既热之后，有多数病不肯自退，必须吃药，否则就会渐渐重起来，至于不可收拾。这是大家都知道的，所以一见发热，通常就忙着寻医生了。但是经医生诊断之后，或者是伤寒，或者是温病，或者是湿温，病名不一，服药好了便罢；如其不好，不免再看医生；若再不好，不免要换个医生。在这当儿，可是作怪，甲医说伤寒，乙医却说温病，病家莫名其妙，再寻个大名鼎鼎的医生评判一下，谁知那医生说是湿温。那么三个医生三样说法，真是各人各法。单是病名不同，倒也罢了，三个医生既说出三个病名，当然开三样方子。但是病只有一个，至少有两张方子不对，不对的药吃下去，那病当然有增无减。病家到此时，自然发慌了，那么请西医来看看罢。西医的诊断，名目甚多，有肋膜炎、腹膜炎、脑膜炎、肠炎等等名词。就中只有一种，就是那肠炎，又叫做伤寒。这个名词到与中医嘴里常说的病名相同，其余无从拟议。倘然有一个病，中医三人说了三样，再请西医，那西医若断为"伤寒"，总算中医三人之中有一人与此西医同了。病家于是信这一个中医，或者竟一面请断为"伤寒"的西医吃西药，一面更请断为"伤寒"的中医吃中药，中西并进，双管齐下，病家以为如此可以好得快些。岂知这办法去事实很远，等到病日重一日，中西医都挽救不来，那么求神拜佛，杂药乱投，病人是不救了。病家弄得人翻马仰，总算心力交尽了，归结只有四个大字，叫做"死生有命"。以上所说的，是习见不鲜之事，并不足为奇。所奇者，病家事过境迁，只算没有这回事，不过以前请教过的医生再不请教，换别的医生。那么天下老鸦一般黑，或还一蟹不如一蟹，尤奇者是医生，这样的事差不多每月都要遇到几次，结果只有趋避愈工，应付愈乖巧的，从来也没有人将此中情形加以一番详细探讨，把个中曲折说出来，使得大众明白的。这就是鄙人做此书的原因了。

伤寒、温病、湿温、暑温、痉异治

伤寒、温病、湿温、暑温、痉，共是五种病，这五种病，病情各不相同。虽同是发热，各有各的见症，各有各的治法，并且各有各的原因，并不能把名称通融。医生不能分别，一大半是医生自己头脑颟顸，一小半是古人没有将这界限划得很分明。如今听我一一道来。

伤寒是发热，温病也是发热，其不同之处，是伤寒初起必定怕冷的，口不渴的；温病初起是只怕热，不怕冷，口渴的。这是一层。伤寒有有汗的，有无汗的，即使有汗，汗亦不多，而且尽管有汗，还是怕冷。古人指有汗的怕冷，名为恶风；指无汗的怕冷，名为恶寒。这可说得是术语，不必从风寒上面强为分别。温病出汗，汗较多，绝对不怕冷，只怕热。这是两层。伤寒传变化热之后，和温病大略相同，却也有不同之处。伤寒可以用重药，甚

71

且非重药不愈；温病只须轻药，用重药亦有好的，但是已非正轨。不过这个不同，非有显而易见的证据罢了。这是三层。

【说明】《伤寒论》有"太阳病，或已发热，或未发热，必恶寒"之文，又有"风温为病，脉阴阳俱浮，身灼热"之文，本条原文有讹字，故仅举大意。两条合而观之，便是伤寒、温病显别所在。此中有时与地之分。同是发热，若在隆冬，或虽非隆冬而有非时之寒，必为伤寒；若在春日，或虽在冬日而有非时之暖，必为温病。又，若在大陆山高水深之区，所有热病，多属伤寒；若在近海，如江浙，江河中水平线与平地相去不盈丈者，所有热病，多属温病。合之时与地，与所见之症以定名，则治法有标准。此事极有关系，因病之传变不同，药效亦不同也。然此两种虽有分别，其实是一个系统，故拙著《伤寒研究》中曾为之定名，谓此种温病是伤寒系温病。拙著《内经纲要》论标本中气，解释足经、手经处，尚稍有意味，读者可参观之。

《伤寒论》云痉、湿、暍，与伤寒相滥。揣度仲景本意，是教人休将痉、湿、暍三种病误认做伤寒，因为痉、湿、暍三种病都是发热的，都和伤寒差不多，故云相滥。因为三种病各有各的治法，绝不能用伤寒治法，故仲景怕人不明白，特别提出来讨论。惜乎《伤寒论》本文言之不详，刚痉、柔痉仅用有汗、无汗为分别，与病理不合，徒滋后人疑议。又，葛根、瓜蒌实亦不能治痉，注家莫明其故，牵强附会，总无健全解释。故有疑仲景别有痉、湿、暍专书者，究之是否有专书失传，亦丝毫不能得有力证据。今根据西国生理，参之疾病形能，合之临床经验，已灼然心知其故。兹为分别说明如下。

痉病，即现在流行性脑炎症也。何以言之？痉，痉挛也，痉挛即抽搐，运动神经为病也。《欧氏内科学》分脑炎症，有流行性脑脊髓膜炎、恶性脑脊髓膜炎、大脑炎、脑水肿等。古人为时代所限，不能详细分别，固不必造为曲说，为之辩护。惟神经为病有最显别之两种症候，即神经痉挛与神经瘫是也。神经痉挛为神经紧张，恰与刚痉之名相合；神经瘫为神经弛缓，恰与柔痉之名相合。故谓仲景所谓刚痉，即指神经痉挛之病；所谓柔痉，即指神经瘫之病，丝毫无疑义，亦无可反驳者。不过神经瘫为病，什九皆汗自出；神经痉挛为病，有有汗者，亦有无汗者。此种病不以汗为重要，假使神经瘫之病，止其汗，其瘫自若；神经痉挛为病，发其汗，其痉自若。是不当以有汗、无汗为言，故云"以有汗为柔痉，无汗为刚痉"不中病理，徒滋后人疑议，此亦无可反驳者。

从此更深求之，确有令人疑莫能明之处。无论刚痉、柔痉，葛根、瓜蒌实不能治固然，然《千金方》之胆草，《小儿药证真诀》之全蝎、白花蛇，用治刚痉，确有良效。孙思邈与钱仲阳皆得古方，非自己发明者。两人皆在仲景之后，钱氏为赵宋时人，年代相差尤远，史称其得古《颅囟方》、孙思邈之《千金方》，乃集古来经方，疑即《汉书·艺文志》中"经方"，散轶之后，孙氏裒集之成书者。顾何以孙氏、钱氏所能见之书，仲景独未之见？又，吾曾以《金匮》大建中汤治神经瘫，成效非常之良。《圣济总录》谓神经瘫之病为风缓，所制方中辄有川椒、附子，似即根据大建中而变通用之者。然则仲景治柔痉固自有其方，决非葛根、瓜蒌实，乃灼然可见之事。是则谓《伤寒论》为残缺不完，良非虚语。吾敢谓一得之愚，较自来注家想当然之说，为有力也。无论刚痉、柔痉，必发热。今流行性之脑脊髓膜炎是其铁证，盖必发热，然后为炎。当其初起时，亦有仅头痛而不发热者，但必颈项强而恶寒，此正与伤寒病同。伤寒为流行性，痉亦流行性。伤寒发热，痉亦发热。伤寒头痛、项强，痉亦头痛、项强。伤寒，无论已发热、未发热，必恶寒；痉病亦然。此所谓相滥也。

第二期

恽铁樵　著

湿，即湿温。湿温为病，热不高而汗多，舌色白润而腻，口味淡，有甜者；其为热，清之不解，下之不解；误汗，血中液干，则转属为痉；或且动血，而舌衄、齿衄、鼻衄，延日既久，则虚甚而见白㾦。可谓全与伤寒异治，有服大剂辛温而愈者，然不过十之一二，其十之八九结果皆不良。吾于十五年前见一外路老医，用附子大剂愈中风，尔时莫名其妙，以为此人之技迥殊凡近，乃虚心请教。凡亲戚故旧有病，病重为吾所不能愈者，必介绍此医，乃彼所处方悉是附子。伤寒少阴证固附子，湿温症亦附子，暑温末传亦附子，伤寒系之风温亦附子，乃至痧子内陷亦附子，温病末传转属为痉，亦附子。初疑何附子症之多，然观其成效，固自不良，十人中至少有九人死者。后有商务书馆同事吴君之子暑温，热盛时自饮水一瓶，病遂变重。余认为不救，病家必欲设法，余乃介绍此老医，其处方亦附子。余不以为然，盖引冷病进，便认为可温，头脑未免太简单。药后不见好，亦无大坏处，病家更延之。渠固除附子之外，无他法者，连进六七剂，病人齿龃，其量之多，至污被盈方尺，溘然而逝。又有友人沈姓之妻患间疟，此医亦予以大剂附子。疟瘕，却不清楚，阅七日小寒热一次，形神萧索，规矩权衡完全非是。病家连延此医至四十余次，而四十余方无一非姜、桂、萸、附，越时亘一年，服附可二百剂，然后淹然就毙。沈君以为附子为寻常医生所不敢用，此医能用之至如许之多，其技不劣；且此药服之不当，必冲血，今不尔，是病不可为也，卒不咎医。不知附子服之不当，其为祸并不如常人意想中之烈，所以然之故，因体工有救济作用，服之既多，且与相习，如饮酒、吸鸦片然。然中毒则必不可免。惟其医药之实际如此，社会之心理如彼，故用附子之医得售其技。即彼医自身亦莫名其妙，方且以能用附子自鸣得意，而不知其为祸之烈，至如此也。后又有友人病水肿者，亦经此医予以附子，不效；后延余，用十枣得瘥。经此数病之后，方知彼老医并非有过人之能，然仍不能彻底解决。嗣后屡见服附子反见寒象，明明痉挛，因中附子毒，然而舌色甚润，其病亦卒不愈，尝深思其故而不可得。又屡见外路医生用重量麻黄、细辛、附子，其人面色、神气均不中规矩权衡，然卒不死，且能在马路上步行，不过神气萧索，如行尸然。太炎先生有女弟子某太太，亦服多量附子、天雄、姜、萸，至数百剂，其人神志无变动，面色特异，非黄非黑，皮肉均板滞，望而知为久病，味觉、月经亦都异常，自言遍身不适，莫名病状，综言之，不健全而已。
余谓：屡见服多量附子者均作此状，不知其故，特总
非佳朕。太炎先生亦疑莫能明也。自余诊同乡庄君中
风病后，乃悟此为麻痹性分泌，向所疑者乃完全冰释。
观误服附子恒起痉挛，故东国人谓此种痉挛是中附子
毒之证状，则知附子专能使神经紧张。又，附子之性
下行，纵服之不当，头部不充血，故因中附子毒，而
单独见神昏谵语者，乃绝无之事；先见痉挛，因而神
昏者，则有之。是可知附子之毒，体内当其冲者为交
感神经。凡服附子而当者，舌本干而能润旧说以此种为肾
阳上蒸；服附子不当，致痉挛者，其舌亦润。后者之
润，较前者更甚，则可知当附子之冲者，普遍的是交
感神经，最重要之症结，则在分泌神经。痉挛而舌润，
因神经钝麻，不能管辖腺体，诸腺乃为麻痹性分泌也。
其钝麻愈甚者，其分泌亦愈多，卒之全身皆见纯寒证
象。《内经》对于此种之解释，为"重阳必阴，热极
生寒"。彼迷信附子之医，于《内经》既不求甚解，
于生理或又仅得其粗，见服附子反增寒象，则放胆用
之，愈用重量之附子，而寒象愈增，直至于死，彼且
振振有词曰："如此重量之附子服之，犹且寒颤、舌
润，是病不可为，医者无罪也。"彼又安知寒颤是因
神经中毒而痉挛，舌润是因腺体麻痹而分泌乎？凡病
皆有急性、慢性，药误之坏病亦然。中附子毒而起痉
挛，三数日即死者，急性也；服大剂至数十百帖，规

矩权衡不合者，慢性也。又，凡病有其相似之处，例如湿温，其大多数在长夏，然因非时之寒暖、居处、饮食、秉赋之不同，有形似湿温，其实是伤寒者，值偏于用附子之医而愈，乃偶然幸中。于此不精求用附子之标准，妄谓湿温可以辛温愈之，悍然不顾，一例施之，则幸而获救者什一，不幸而被杀者什九也。湿温所以不能与伤寒同治之理由，及用药之标准，说详后。

又，吾人诊病，于程度之差，最当注意。凡症象之显著者，皆其已臻峰极者，此种症象，其来皆以渐。河流溃防，最初不过蚁穴；萌日之木，其始不过毫毛。故善诊者，见微知著。例如暑温出白㾦，本非难治，时医不知其理，以为白㾦是体内病毒外达，常有见四五身乃至七八身而死，辄相与诧怪，以为白㾦已见如许之多，何以病毒兀自未净？于是畏白㾦如虎，凡已见白㾦者，固尽人皆知白㾦；其未见白㾦者，乃疑神疑鬼，向皮肤上仔细寻觅，见一二颗粒，便以为是白㾦，此不知病理，并不能见微知著也。余则先观色脉，见有虚象，然后审察其皮肤，凡见肤粟者，可以断定其将出白㾦也。又如惊风，亦是令人谈虎色变之病，当未惊之先，通常于指纹辨之，此亦甚不的确。纹紫为热，热不必成惊。且不必指纹，凡唇红而干者，即是热证，岂不视辨指纹更捷？且里热之证多手冷，冷则指纹靠不住，须辨人王部之色。人王色青，唇绛者，

惊风殆不可免。更有一次，一孩尚未发热，见其目光
不正，而一手冷，余断为必发惊，且重，已而果然。
凡此皆因病程浅深，而著不同之症状。故履霜可以知
坚冰之将至，病理与事理原无异致也。前述太炎先生
之女弟子，因多服大剂辛温，知识、神气无恙，而皮
色板滞，是慢性麻痹性病程之较浅者，内分泌为病，
未影响于知识神经者也。所以如此，亦如酒家之能容
纳多量酒精，然中毒则不免，迷不知返，亦终必死而
已。吾所说之老医，死已多年，今如彼之迷信附子者，
更不乏人。若明白以上种种，岂不灼然可见其非是？
故余不惮词费，详论之，以审后来。

　　暍，即暑温，西书译本所谓日射病者也。此种病
盛行于夏秋之交，其症状有两种。一种，壮热无汗，
当汗，《内经》所谓"体若燔炭，汗出而散"者也，
此种多见于夏日。一种，起病即有汗，且形寒，已而
发热。此种多见于秋凉之后，通常所谓伏暑者也。此
两种病，舌色皆红润，可谓特征，其治法亦与伤寒绝
不相蒙，兹更进而论之。

伤寒、温病、痉、湿、暍所以异治之理由

　　伤寒、温病皆发热，痉、湿、暍亦发热，其热同，
其所以热不同。湿、痉、暍三种发热，亦各不同。伤

寒、温病发热同，治法却不同，皆有其理由，皆有其标准。

伤寒、温病何以发热？因受寒而热也。受寒何以发热？寒邪中于肌表，腠理闭而抵拒外寒，体温集表，祛逐外寒，因此发热，如吾《伤寒辑义》案中所释者是也。同是邪中肌表，同是体温逐邪，何故有伤寒、温病之辨？曰：此在外有时与地之异，在内有手经与足经之辨，如吾《内经纲要》"标本中气篇"所释者是也。同时同地，同是感邪，有病，有不病，病而互异者，何也？曰：此有主因，有副因。主因为天之气与人之自身调护，副因则年龄、禀赋、劳逸、居处皆是，而食积尤有关系。外感为病，必有内因，所谓单丝不成线也。伤寒之病状，初一步为恶寒，继一步为发热，是为初期，与之相伴而见者，为头痛、项强、骨楚、腰酸、腿酸，或者温温欲吐、手指尖凉。其传变，则视副因而异，化热为阳明，其症状渴、不恶寒；寒热往来者，为少阳；色脉兼虚象者，则脉弱、口中和、头汗、体蜷、欲寐，是为少阴。实者为三阳，虚者为三阴。三阳有兼见者，有单见者；三阴则多兼见者，兼腹满者为太阴，兼指冷及诸神经性痛者厥阴。此所谓六经，此其大较也。各经均有变化，读者可求之《伤寒论》。伤寒系风温，多在春寒时，除时间与伤风不同之外，其症状多从咳嗽起。其单纯咳嗽、多涕、鼻塞、不发热者为伤风；若遍身骨楚，与相伴而见者必发热，发热即为风温。其咳嗽是此种热病之前驱症，其开始亦有形寒者，然为时甚暂，多半有汗，亦有无汗者，居极少数。其与伤寒显别之处，为唇红、舌燥、口渴，简要言之，不是麻黄汤证，不是桂枝汤证；其形寒者，所谓背几几，乃葛根芩连证；其无汗者，亦必为大青龙证也。江浙两省所见者，虽冬日，亦多属此种，故《伤寒大白》谓"江南无真伤寒"。

痉病大纲，为刚、柔二种，若论其细目，种类亦甚多。《千金方》中分风懿、风痱等，皆痉也。不过古人为时代所限，不能知神经系统之真相，故所言多不的确。金元诸家，真中、类中、痰中、风中缠绕不清。钱仲阳囿于小儿惊风，不敢与成人中风相提并论，而小儿惊风一证，用五脏虚实分之，究竟不能真确。故此证之方药，仍是出于《千金》《直诀》等书，惟分类则当以西国生理为准。否则，真相不明，即将来无由进步，关系非浅鲜也。

痉有初起与伤寒完全相同者，如发热、恶寒、手冷、脉弱、项强、头痛诸症，所不同者，痉病初起即目光异常，神识不清，而有谵语。此种以我经验所得者，共有两种病因。其一是气候关系，属流行性。此种照西国人所考验，谓是空气中微菌。自是有一部分真确，然要非单纯微菌为害，可以断言；或者先有病而后有菌，亦未可知。此事尚待论定，兹不赘。其二，因受惊倾跌，受惊必在饱食之后，由胃神经传脑。倾跌则伤在胫膝者，必见脑症；若伤在头部者，则不见脑症，即使伤及神经，亦只见一足舞蹈。《内经》谓："病在上，取之于下；在下者，取之于上。"古人盖积多次经验，然后下此定义。就《解剖学》上言之，神经之根在脑，而末梢分布于肢体，各有其职司，其势力所及，各有其领域，西人谓之神经单位。病之初期恒限于一个单位，不波及其他处所。以故伤在头部，病反见之于脚；伤在脚，病反见之于脑。以上所说两种病因，所成之痉多属植物性神经痉挛证，或为脑脊髓膜炎证，治之得法，都可以十愈七八，并非甚难治之病。从前徐灵胎谓"百不愈一"，现在西医治脊髓膜炎成绩不良，皆未明治法耳。此外如一侧性不仁，及三叉神经为病，与夫见麻痹性分泌之病，都难治，纵有愈者，亦不及什一。至于柔痉，虽云大建中可治，然亦难。柔痉又恒与脑水肿为缘，既见脑水肿，便不可救药，即不死亦等于死，无办法也。暑温为病，标准在舌。凡中暑者，其舌必红。一种在长夏溽暑之时，初起时热可灼手，而无汗者，即《内经》所谓"体若燔炭，汗出而散"者也；一种在秋后者，舌亦红，汗自出，而肌肤津润，常发热与形寒相伴而见，故可用桂枝。然此种皆手经病，与伤寒足经不同，故只宜轻药。手经、足经云者，乃古人术语，甚费解，其真意义，天人寒暖相去不甚远而病者为手经，相去悬殊而病者为足经，详解在《内经纲要》"标本中气篇"。暑湿温有相似处，暑温恒夹湿，则因长夏气候本多湿故。又，两病均能作白痦，亦其相似之点。惟舌色则暑病必红，所以红，血中水分所失者多，酸素自燃为病故也。

湿温之为病，亦自汗、发热，肌肤津润，其特异之点在舌色，舌苔色白而润。白色甚显，舌面味蕾小颗粒，望之甚分明，却口渴、唇燥，往往唇焦裂，舌仍甚润。胸脘痞闷异常，常泛恶，最剧者口中甜。凡此数端，几为湿温必具之条件。所以舌润、肤津之故，因空气中含碳窒素①较多，养素②较少，人体感之而病，各组织皆失弹力，淋巴细胞吸收不健全，体内有过剩水分也，水分过剩，故舌润、肤津；酸素作用低降，故舌质不红；同时血中因所失水分太多，致血液有干燥之患，故唇燥而焦。就形态言之，舌之所著为组织水分过剩，唇之所着为血液干燥也。

准以上病理，伤寒为病，因感寒，体温起反应之故，其初步，体温集表者，太阳；其后因食积、药误等副因，体温攻里，则为阳明，化燥胃实，则为阳明腑证，虚则为三阴。伤寒系温病与伤寒略同，亦有表里、化燥等变化，惟较之伤寒则有手经、足经之辨。以上两种，乃天之风寒为主因，人之躯体寒暖、饮食

---

① 碳窒素：即二氧化碳。
② 养素：即氧。

调护不适当为副因，主副因合而病人，体温起救济作用，所以发热也。

痉之为病，乃神经为之主因，其发热虽亦是体温救济作用，却是副因，乃因神经失职，不能调节血行，致抵抗力薄弱，风邪乘之，为第一步；风邪既入，未病之神经仍驱使体温为之救济，因而发热，却因发热之故，引起显著之神经病证，是为第二步。此即痉病之真相。

暑温发热，亦为体温集表，其症结却在血热。因外界高温迫血妄行，妄行太速，汗腺不及宣泄，则热无出路，肌肤可至灼手。故以发汗治暑温，可谓拨乱反正手段。其伏暑为病，以舌红为标准，亦即是血热为病。《伤寒论》序例有"寒毒藏于肌肤，经春不病，至夏至后发为暑病。暑病者，热极重于温也"之文，此节文字可谓全无理致。后此病理日明，此种谬论不攻自破。今所谓伏暑，并不如《伤寒》序例所言，有暑毒藏于肌肤，经夏不病，至秋发为温病。无论是寒毒，是暑毒，肌肤中必不能藏，更无讨论余地。然则何以有伏暑？鄙意天有四时，以为生长收藏，动植物禀此而生，丝毫不能违反生长收藏之公例。故养生极则，当不识不知，顺帝之则，夏日当生活于暑，冬日当生活于寒，如此方能应生长收藏之气。《易》云："尺蠖之屈，以求伸也；龙蛇之蛰，以存身也。"正是指明此理。当屈不屈，势必欲伸不能，故《内经》谓

"夏暑汗不出者，秋为痎疟"，是即伏暑之铁板证据。盖夏天不经过暑的生活，到秋天各脏器感着新凉，便不能有适应的抵抗力故也。如今通商大埠，冬天火炉、汽管，夏天风扇、冰水，都是违反生长收藏公例之物，《经》谓："冬伤于寒，春必病温"。意冬当温藏于密，故云冬不能藏，无以应春之生气。肤腠缜密，必不伤寒；凡伤于寒，皆因不密，电炉、汽管不密甚矣。故此解释并不背《经》旨。故通商大埠春日患风温、秋凉患伏暑者最多。

第三期

恽铁樵　著

　　湿温为病，主要原因是长夏秋初，空气中所含养素太少，窒素太多，人体感之为病，各组织无弹力，淋巴细胞不能充分吸收，遂是处显水分过剩，故此病仅长夏有之。是五种病，病源不同，病理传变亦不同，治法安得强同？假使学者泥于伤寒可以包括各病之说，如喻嘉言欲以桂枝汤治痉病，则有杀人而已。今乃言其治法。

热病治法

　　古人论病，下焉者多曲说，不足为训；上焉者，其所根据之理，为《内经》《易经》，所谓哲理医学。若非东方学术具有甚深之根柢，简直无从索解，以故学医者不能明了，旧时学者虽明了，苦于无经验，仍不免隔膜。此医学所以愈趋愈下。至于用药，固然较理论容易学步，然又绝非现在科学方法所能解决，以故近年汉药研究之呼声甚高，于中国医学之进步绝无成绩可言。本编固为病家便利而作，然却是研究医学之正轨，丝毫不敢与学理背驰，不过所言者有畔岸。其一，本其经验所得，较有柄握者言之，其不知者阙之；其二，伤寒及伤寒系温病，治法悉本仲景《伤寒论》，惟以初起可以弭患无形者为限，庶不习医之病家，可以按图索骥。其病已传变，症情繁复，非延医不可者，则付之缺如。而在此范围以内之各方，本吾经验所得，详细说明其方意与用法之标准，庶几手此一编者，不致有未达不尝之憾。其湿、暍两种病，方药多采取金元以后各家，叶派亦在其中。所恶于叶派者，因其议论荒谬，且在在带有江湖气味，故深恶而痛绝之。若其对于暑湿温所创之效方，则功不可没。吾人治医，立志在昌明国学，利济后来，凡事只求一是，更不暇为门户之争，岂可以人废言哉？痉病包括小孩惊风、成人中风，以流行性之脑症为主要，方药本之《千金》及《药证直诀》，惟仅以躬自经历之验方为限，亦"举尔所知"之义也。

伤寒治法

太阳病，发热，头痛，项强，恶寒，口中和，无汗，麻黄汤。

麻黄　桂枝　杏仁　炙甘草

【说明】

1. 江浙医生不敢用伤寒方，此风不自今始。其实伤寒方极其平正，而且果真是伤寒病，简直非伤寒方不可。读此书者，但照本书第一卷中所说，即真确辨明病是伤寒，便可以放心大胆用伤寒方，稳健两字，是靠得住的。

2. 第一条所列病证，有两个要点，须切实注意。第一是无汗，第二是口中和。如其有汗，麻黄是禁药，切勿尝试，如其口渴、舌干、唇绛，桂枝也是禁药。只要是真确无汗、口中和，此方是唯一无二的妙方，可以药到病除。所谓口中和，就是舌面润，舌质不绛，唇不干绛，不渴。

3. 药量，麻黄、桂枝可以七分，杏仁三钱，甘草七分。照此药量是中剂，若病重者，麻、桂加倍，因为适用此方的是真伤寒。假使不是隆冬严寒犯了大寒气，假使不是在水平线离地平数十丈的地方，真伤寒是不会有的。既是真伤寒，药轻了不济事，所以七分是中剂。

4. 以上所列的证是主证，这个麻黄汤是主药。有一事不可不知的，就是病是活的，书是呆的，病决不会照书害的，那么发热、项强、头痛、恶寒之外，亦许胸闷、泛恶，亦许腰酸、胫酸、遍身骨楚，那要将他药加入。附见的证是副症，加入的药是副药。这个须得平时有研究工夫，对于医药有真确常识才行。若能将拙著各书统读一过，也就可以将就应付得，本编中恕不赘述了。

太阳病，发热，形寒，头痛，项强，口中和，汗自出，桂枝汤。

桂枝　白芍　炙甘草　生姜　红枣

【说明】

1. 桂枝，多则一钱，少则七分，白芍钱半，生姜钱大一片，红枣选大者三个，去核。以上分量是中剂，病轻者减半服，重者倍服。

2. 本方之作用是退热、敛汗，假使本来无汗，本方是禁药。读者对于"敛汗"两字有疑义么？须知服桂枝汤，病者汗出热退，是极寻常的事，几占十之八九。然而不是发汗，因为病者本来一面怕冷，一面汗出，乃是漏汗，惟其是漏汗，所以用白芍，白芍是收敛的。寻常多汗之病，用桂枝可以止汗，故知桂枝不是发汗的。生姜却有发散性质。仲景恐人误会，说本方作用是和营。这"和营"两字极为费解，不能彻底明白，于医理上有许多窒碍，当提出另外解释。有许多伤寒注家，不明桂枝汤中用白芍意义，舒驰远更议论横生，欲去白芍，其实何尝是正当议论？兹就鄙人所发见者，为简要说明如下。

人体之汗，生理学家谓是排泄血中废物，与调节体温之用，此两语当然与事实相合。中国旧法以为发汗能驱逐体中风寒，此就药效言之是如此，实际当不如此。如谓发汗能驱逐风寒，岂非认风寒藏于肌腠么？究竟风寒若何藏于肌腠？归结是想当然之词，并不能有何种方法证明，亦不能有浃心贵当之理论。吾就形能上考察，觉此中有甚奇之秘密，为前此尽人所不知者，其一，汗与脑有关系；其二，汗与肠有关系；其三，汗与菌有关系；其四，汗与腺有关系；其五，汗与血有关系；其六，汗与神经有关系。

《金匮翼》引方古庵论咳嗽，云："肺主皮毛，人无病之时，荣卫周流，内气自皮肤腠理普达于外；风寒外束，则内气不得外达，便从中起，所以火升痰上。"此虽论咳嗽，却能体会得体工变动之真相。热病所以头痛者，即是此理。风寒外束，汗不得出，其热上行，辄脚冷而头痛。其有汗头痛者，由于发热，热皆上行，头脉跳动，额上脉动者，必头痛，所以然之故，血聚于头也。凡体中之血至于颈部，必由颈动脉，此脉兴奋，则聚血过于适当程度，自无不头痛者。惟伤寒太阳证头痛，则由于卫气被束。古人以头痛为表证未罢之证据。

余先时亦只人云亦云，不知其所以然，嗣见肝阳头痛、脑症头痛种种，所阅历者既多，乃悟得其理，痛虽不同，病理同也。若于初起时汗之，使卫气不外束，头痛即止，岂非汗与脑有关系乎？

余每年必患痢，且每痢必剧，病情极险恶。于是刻意求防患未然之道，因体会得一事，即肠中不适，其病因乃在肩背受寒。肩背暖，遍身有微汗，则腹部较舒适；肩背寒，遍身几几，则肠中欲痢之感觉骤增。此在痢疾将成未成时则然，若已成痢，则腹中疗痛，即遍身汗出，是必肠神经丛与身半以上皮层之感觉神经末梢，有特殊之联带感觉。古人以为肺主皮毛，又云"肺与大肠相表里"，是亦一种显明事实，是则汗与肠有关系也。

喉症为菌病，得麻杏石甘，为效奇良；痢之初步，汗亦能减其势。多半热病皆有菌，而多半热病在适当时期可以汗解，是汗与菌有关系也。

汗与腺之关系，暑温白㾦即其显著之证据。时医类皆误认白㾦为病毒外达，故见有白㾦四五次发，病反日濒于险者，则大疑，谓："何以见白㾦如许之多，而病邪仍未净？"余从形能考察，则知㾦与痧、麻不同，痧、麻是病邪外达，㾦是皮脂腺枯。以故凡白㾦至数次者，其肌肤必枯索无泽，盖其初步因虚甚，皮下小腺体起反应，而血液涸竭，无物供给，腺体不能得原料以制造分泌，其兴奋一往不返，此所以枯也。其见之再见者，此种小腺当发热间歇之时，富有再生机能，以为补偿。以生理之习惯言之，即平时亦必有新陈代谢，不过平时是正常的，可以从容应付，病时是反常的，等于竭泽而渔。凡白㾦多见一次，则其复元当较难一层；若见至七八次，衰弱症象非常险恶，即是油干灯烬之时，是皆可以推理而知也。更从他方面观之，暑温发热自汗，凡自汗者本禁汗，医者不察，专以退热为事，与以豆豉、豆卷、葛根之类，汗出愈多，则必见白㾦。盖夺去血中水分，血液枯涸，无物供给腺体，则近皮层之小腺先枯也。据此，谓汗与腺有关系，岂得谓之臆说哉？

人体中最不可缺者是水分，最能为患者亦是水分，其调节之法，欲增加水分之量则饮水，欲减少水分之量则排泄。排泄之法，以汗与溲，故汗多者溲则少，溲多者汗则无，凡此皆其按部就班，从容应付之健全工作。若纯然不能饮，则为湿，为饮；若引饮无度，则为消；若饮少溲多，则其所排泄者为体内之膏。古人谓之"饮一溲二？病名肾消，为不治症。若纯然不能排泄，无溲亦无汗，所有水分悉聚于皮下，则为水肿。若无故自汗，寐中盗汗，则为血中夺液，此皆脏气之乱，不能从容应付之病态也。古人以自汗为心液，盗汗为肾液，固已明明指出血与腺与汗之关系。心房主造血，所谓心液者，谓自汗夺血中水分也；所谓肾液者，肾主腺，盗汗则腺体不得供给，此另有说，谓盗汗夺腺体之水分也。惟其夺血为汗，足以杀人，故仲景有"亡血家不可发汗"之训。又，《伤寒论》强责少阴汗则动血，古人以少阴属肾，肾虚，各肾腺已不能得血液，此时复强责其汗，则遍身脏器无处不感恐慌，血液既枯，黏膜燥硬，亦无处不可出血，故云"未知从何道出"。若尿血、便血，则属肠血，未必与汗有直接关系；即使因夺汗而尿血、便血，身半以上尚能自支，然夺汗则血干，酸素自燃，法当暵热，殆无有不见之于上者，故又云："若从口鼻出，为下厥上竭，为难治。"是皆汗与血之关系也。

《伤寒论辑义按》卷二，三十五页："病常自汗出者，此为荣气和。荣气和者，外不谐，以卫气不共荣气和谐故尔。以荣行脉中，卫行脉外，复发其汗，荣卫和则愈，宜桂枝汤。"此节文字，乍视之似尚可解，然本有汗，何以是卫气不共荣气和谐？复发汗后，既云愈，当然是卫气与荣和谐。和谐与不和谐，其不同之状况若何？谓复发汗之后不汗出，当无此理，谓复汗之后亦汗出，宜有分别，于是不得不求之生理。按："汗为调节体温，汗腺之启闭，末梢神经司之。自汗出者，此神经失职也。桂枝富刺激性，入胃后，其效力发生于肌表。故云桂枝能达表，末梢神经失职，得桂枝汤刺激之，其神经重复敏活。当其失职而自汗出之时，汗腺之启闭不灵，觉热固汗，凛寒亦汗，此种即所谓"漐漐汗出"。"漐漐"字，形容其不辍也。得桂枝后，热则汗，冷则闭，启闭与冷暖息息相应，是之谓和，故曰愈。"和营卫"云者，此其真相。是则汗与神经之关系也。

综以上六者观之，不特伤寒发汗和营，因之退热，其理可以明了，即若何当汗，若何不当汗，亦可以有真确标准，而痉、湿、暍所以与伤寒异治，亦可以不烦言而明白。其有未尽之义，以下各节，当于有关系时随处说明之。

太阳病，项背强几几，无汗，恶风，葛根汤。兼见下利者，亦葛根汤；不下利，呕者，葛根加半夏汤。

葛根　麻黄　桂枝　生姜　芍药　甘草　红枣

【说明】

1. 此是《伤寒论》三节并为一节。"几几"旧读"殊殊"，谓恶寒似鸟飞几几然。章太炎先生云："《诗》云："赤舄几几。"，"几几"是拘谨之意，可以形容病者项背拘紧不适之状。是其字为几案之几，非鸟飞之几，此义较长。旧说背为阳，葛根是阳药。自今言之，葛根之效力，殆发生于背部者，故以背几几为用此药之标准。发热而下利，为用此药第二标准。利，即大便泄泻或溏薄之意，非痢也。"利"字乃不爽利之对面。此方仍须用之于真伤寒。其加半夏，乃有呕之副症，即加半夏为副药，其主症无变动，非另一病也。

2. 此方中有麻黄，假使有汗，仍是禁药。方中有桂枝，假使口渴、唇舌燥绛，虽恶寒，亦是禁药。因唇舌燥绛而渴，便是温病，即使用麻、桂，亦须参加凉药，此方不中与也。

3. 背几几，形寒，葛根为特效药。下利，则有陷意，葛根为举陷药。

4. 葛根之量，以一钱半为率，不瘥，可继服一剂。半夏必须制过，余同前。

太阳中风，脉浮紧，发热恶寒，不汗出而烦躁者，大青龙汤主之。

麻黄　桂枝　甘草　杏仁　生姜　红枣　石膏

【说明】

1.《伤寒论》本文有"脉微弱，汗出恶风者，不可服之，服之则厥逆，筋惕肉瞤，此为逆也"之文，古人指此为大青龙禁。其实只是有汗不可服麻黄。况有汗而烦躁，乃温病，非伤寒，麻黄汤当然禁用，石膏不禁也。

2. 大青龙麻、桂并用，明明是伤寒方，原文却云"太阳中风"，不云"太阳病"，可知此种病必冬有非时之暖，春有非时之寒，然后见者。脉紧、无汗、恶寒、口中和，是麻、桂标准，烦躁是石膏标准，两种病症并见，是大青龙标准。此种在江浙罕见，大约既烦躁，必唇干、口渴，多属麻杏石甘证或越婢证，非大青龙证也。

以上共四方，凡真伤寒初步，病在太阳时，不出此四种。读者按照病症，根据说明而用之，可以立时取效。即使为慎重起见，延医诊治，不自用药，仅根据本书以衡量医生所处方药，亦可以免庸医误药之害，小病不致变成大病，小事可以化为无事，即论所避免之烦恼，与节省之时间与金钱，巧历不能计算生已。其余《伤寒论》中各方，或属传变以后事，或属误药而变坏病之救逆法，小有出入，毫厘千里，本编恕不

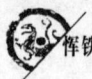

具述。

温病治法

　　温病之界说，前卷已详言之。读者必须经切实探讨，认得真确，然后可以无误。凡温病，无论有汗、无汗，恶寒或否，皆唇红、舌绛、口渴，其病为阳盛。王叔和说"阳盛者，桂枝下咽而亡"，即是指此种。由今日实地考察，虽不如叔和说之甚，然阳盛为热病，桂枝为热药。凡初步之病，当治热以寒，治寒以热，所谓正治。若以热治热，则其变为热深厥深，非但不能退热，反使热向里攻，是不可不知也。

　　伤寒以《伤寒论》为准，温病亦当以《伤寒论》为准，凡《伤寒论》中祖方用辛凉不参以温药者，皆是治温病之方。刘守真懂得此理，享一时盛名；戴北山亦懂得此理，故所著《广瘟疫论》中引用祖方，凡桂枝、姜、附等热药，均加以括弧。不过古人为时代所限，不能言之彻底耳。

第四期

恽铁樵　著

　　准以上所言，凡《伤寒论》中祖方无热药者，皆治温病之方，此论陆九芝主张甚力。就余所实验者证之，诚无以易其言，然范围却不止此。例如咳嗽伤风，旋发热者，可以说咳嗽为发热之前驱，亦可说热病是伤风所转属。其单纯伤风，不发热者，固不名为温；其发热者，种类甚多，春寒为病，秋凉为病，以及痧、麻、喉症皆是，皆不能治以伤寒法，然而用祖方中之无温药者，则无不可愈，以成效言之，则此种皆风温也。

　　温病，发热、唇红、舌燥、渴、不恶寒、躁烦、无汗而喘者，麻杏石甘汤。

　　麻黄四钱　生石膏三钱　杏仁三钱　炙草五分

　　【说明】

　　1. 此却是余杜撰者。自来伤寒、温病纠缠不清，而温病之界说与种类，亦自古无明了解释。窃谓断不能长此终古，兹分条所根据者，悉本年来所发明之学理与经验。事属草创，挂漏当然不免，然真确切于实用，自知尚有一日之长。

　　2. 石膏在《伤寒论》中以烦躁为主，而在温病却

97

是副药，此中亦自有妙理。温病唇红舌绛，本多烦躁，然石膏之用，却不为此。凡外感病，但其人非有宿疾者，当初期发热之时，正气总不虚，不虚即是实热，法当正治，治热以寒。若治热以热，则表热即向内攻，外面反见寒象，此指姜、桂、附、萸而言；热药之次一等者，虽误服，亦不致厥，然必不奏效。例如发汗非麻黄不可，而麻黄则为温性。温病初起，如本条者，本习见不鲜之事，若用麻黄发汗，必然无效，因以热治热也。故石膏之用，实为调节麻黄之温性，令与病相得，是石膏为副药也。

3. 分量，此所列者最为适当，乃经多年试验而得者。有时药力不及彀，则继进一剂。所谓药力不及彀者，乃药与病相得，诸症减十之一二之谓。若药后感不适，或添见他种病症，即是药与病不相得，不可大意，须仔细考察，从速纠正。故平日对于病理药效之知识，须养之有素，至少须将拙著各书悉数读过，更与有经验之医生商量，则误事自少也。

温病，发热、无汗而喘、不烦躁、指尖微凉、舌质红，边尖光，下利者，葛根芩连加麻黄汤。渴甚者加花粉、连翘、知母，利甚者加灶心土。

葛根一钱五分　黄芩一钱　黄连三分　麻黄三分　杏仁三钱　炙草五分

【说明】

此种多属内陷失表之证。《内经》谓"陷者举之"，重用葛根，即是举陷。药后泻止者，常见咳嗽，凡如此者，必见红点，须严谨忌口，荤油亦不能通融。无论胸背、面部，略见红点，即须照痧子调护法办理，可以万无一失。

发热、怕冷、无汗、头痛、喉痛，喉间扁桃腺有白点，余处皆红_{指喉头}**，麻杏石甘汤。**

方见前。

【说明】

1. 此症有两种，其一，仅烂喉。若起首即用养阴药遏之，则病毒无出路，喉烂愈甚，最后见红疹，其病多不救。此种本可以不见红疹，因失表之故，蕴酿而成。十余年前，上海时医治喉证，奉"白喉忌表"为枕中鸿秘。此书不知何人所作，托之乩笔，昧者不察，信为真仙语，遂杀人如草，亦劫数也。一种为开场即与红疹同见，所谓烂喉痧，乃一种流行疫证。无论何种，皆用麻杏石甘汤，无不应手奏效，捷于影响。若有汗，不恶寒者，麻黄禁用。

2. 此病之用此方，以发热、形寒、无汗，喉有白点为标准。但此证具，不问舌润与否、口渴与否，皆当用此方，皆效，皆万无一失。其与红疹同见者，可加葛根一钱半；其有兼寒湿者，可于本方中加厚朴三分、防己五分、赤苓三钱。吾曾治①一孩患喉证，因

---

① 治：原作"值"，据文义改。

冒冷雨起，其舌润、口味淡，在理万难用石膏，然麻黄证毕具，吾乃以本方与厚朴与防己同用，应手而效。

3. 喉痛与汗互为进退，得汗则痛瘥，汗闭则痛剧。经一度用麻杏石甘后，得汗而瘥，须臾汗闭，其痛复剧，可更用一剂继进，复得汗，痛复瘥，经二次汗后，其痛乃不复作，汗亦不复闭。嗣后可继进甘凉，如鲜生地、知母、甘中黄之类。可参看拙著《伤寒研究》。

4. 凡与红痧同见者，可兼用芫荽外熨，熨法如痧子调护法。

5. 喉头白点，初起时以在扁桃腺者为限。若在喉之后壁、小舌之下者，非喉证。

6. 亦有初起发热、形寒、喉痛，扁桃腺有白点，而有汗者，可用葛根芩连加石膏，合普济消毒饮。其方如下：

葛根一钱五分　黄芩一钱　黄连三分　生石膏三钱　牛蒡一钱五分　马勃八分　炙姜蚕一钱五分　板蓝根三钱　甘中黄八分

发热有汗，初起微形寒，须臾即罢，骨楚头痛，或咳或否，或自利者，葛根芩连汤。

葛根一钱五分　黄芩一钱　黄连三分　炙草五分

咳者加象贝三钱、杏仁三钱，骨楚头痛甚者加防风一钱、秦艽一钱五分，呕者加川连三分、姜半夏一钱五分。

【说明】此种为最普通之病，凡春秋两季，气候转变，凉暖骤更之时，所在多有，此方投之，什九可以奏效。其标准在舌，须舌面味蕾不变。若舌色光红者，或干如蒙血皮者，或鲜明如锦者，或薄砌如漆者，或剥者，或白润、味蕾粒粒松浮者，皆非此方所能治。质言之，舌色如常人者，外见发热、头痛诸证，此方可以应手效也。

湿温治法

湿温号称难治，然仔细考察，其难治者乃坏病，若本病并不难治，且治法甚简单，远不如伤寒之繁复。此全在辨证，辨证不清，用药小误，病则随手而变。小误则小变，大误则大变，一误病变犹浅，再三误病变遂深。凡变者，皆所谓坏病，而通常号称难治之湿温，其实皆坏病也。通常时医习用之套方如豆豉、豆卷，又如四川医生之麻黄、细辛、萸、附、姜、桂，其在儿科如回春、保赤、抱龙诸丹，其在西医开场之用泻药与灌肠，凡此皆与暑湿温之病不合，以此等等治之皆误，误则变。而体质有强弱，受病有重轻，病候有深浅，于是其变症乃不可胜竭，此可于拙著医案随时探讨之。兹仅言其最初之治法，最初治法虽极简单，然初步不误，可以弭患无形，随手而愈，是则

"上工治未病"之说也。

发热、形寒、脉缓，热不甚高，肌肤津润，舌苔纯白，舌面润，味蕾粒粒竦起，口味淡，却渴而引饮、躁烦、畏光，真湿温也，茅术白虎汤主之。形寒甚，汗津者，本方加桂枝；筋骨疼痛者，加防己、秦艽；呕吐或胸闷者，加川连、半夏。

焦茅术四分　生石膏三钱　知母一钱　淡芩一钱　赤白苓各三钱

【说明】茅术性温燥，能发汗，能化湿，为湿温要药，刘守真《伤寒六书》中曾特笔标明"茅术一味，学者最宜注意"之语。湿温为热病，以湿胜，血行缓，水分过剩。若温之，则热甚而湿仍不化；清之，则闷甚而胃不能受。惟茅术与石膏、知母同用，则纠纷悉解，然仅宜于湿胜之证。若暑温掌热、肤燥者，误用之，为祸甚烈。

暑温治法

刘河间号称治温圣手，于湿温用《活人方》茅术白虎，于暑温创六一散，试之皆效。惟所创双解散及《局方》凉膈散两方，则用之宜审。双解散，可谓"有其理，无其用"，断无如许药物并为一方而不可省之病。即凉膈散，亦只能师其意，无取画依样葫芦。

外解暑邪，内消食积，消积有需消、黄时，非消积必用消、黄，况病有主从。就暑温言，当然暑为主，有有积者，有无积者，是积为副。又，病候亦须讲究，无论伤寒、温病，其里证至于用消、黄程度，外证都已在已解之时。若初步表、里证并见者，总须以表证为主，里证不过消导而已。至于《温病条辨》中方，桑菊饮不过一种套方，银翘散确能解暑，其有效药只是银花一味，香薷饮亦效方；至于清宫、增液则非是，大小定风珠则谬。彼不知风为何物，妄欲以鸡子黄定之，而名其方为"定风珠"，似乎鸡子黄是主药，此则足以误人。《吴医汇讲》中论白㾦亦谬，其发见白㾦可谓有功，<small>叶氏之前无言白㾦者</small>，误认白㾦是里病外达，则功过不相掩，此皆为时代所限，痧子是血病，白㾦是腺病，古人无由知此故也。

溽暑中壮热无汗、舌质红绛、唇色亦绛，来势暴者，是暑温，中暍为病也，香薷饮主之。

香薷<small>四分</small>　银花<small>二钱</small>　薄荷<small>一钱</small>　连翘<small>三钱</small>　淡芩<small>一钱</small>
川连<small>三分</small>　六一散<small>三钱</small>

【说明】

1. 暑温来势殆无有不暴者，受热病热，属于阳刚一面的，故与阴柔为病不同。曰溽暑，曰唇舌绛，皆此病特异之点。病势虽暴，发之骤，则为病浅而易愈，故《内经》云："体若燔炭，汗出而散"，寻绎此二语，是来暴而去速之意。惟其为病不深，故不能用重

103

药，是即《内经纲要》中手经之理。浅人不知，往往以重药误事。老于医者知轻药能愈，重药不能愈，而不明其所以然，则以用轻药为秘诀，而訾议用重药者。无理由而訾议人，不足以服人，于是被訾者乃抬高《伤寒论》以压倒主张用轻药者，卒之彼此皆争意气，医术上真理如何，则无法以说明之。彼抬高仲景者，亦终竟未能知仲景，徒有汗牛充栋诸曲说书籍，是即中医过去之情形也。鄙人固主张根本解决，能根本解决，则可以不争。拙说是否根本解决，可以此后医界之明昧定之，以故鄙意以为毁誉都无足介意，原非可以口舌争也。

2. 香薷为本病特效药。假使用麻黄，必不应，若因不应而重用，即随手而变，此所以与伤寒异治也。

立秋后天气初凉，感冒发热，骨楚头痛，热有起伏，往往如疟，一日二三度发，舌红者，为伏暑，不得根据《伤寒论》"如疟状，一日二三度发"一条，当以青蒿、白薇主之。

青蒿　白薇　防风　秦艽　川连　炙草

【说明】伏暑之病，以舌红或绛为标准。此病最忌发汗，汗之则虚而耳聋；又忌攻下，攻之则胸痞、泄泻不止。虽葛根亦宜审慎，故云不得根据《伤寒论》"如疟状"一条。其汗多者，如因肌表不固而形寒，可用桂枝龙骨牡蛎，加黄芩以减桂枝之热性；若但汗多，不恶寒者，甘麦大枣汤，凡此皆所以止汗也；

热盛兼湿者，可用甘露消毒丹。

此症有两种极普通之传变，苟不知其治法，无有不致命者。其一是泄泻，其二是白㾦。泄泻在未虚时，乃因积而泻，可以消导；苟已虚者，必见舌绛无津，且有谵语，此种是肠神经硬变而泻，予犀角地黄则愈。若误用消、黄攻之，或理中温之，即随手而变危笃之证。白㾦亦有两种，一种是小水泡，时医谓之晶㾦，谓是从气分来；一种，初起是肌肤起粟，其后为灌浆小蕾，最后可以多数小蕾并成一片，如天泡疮。当其为灌浆小蕾时，时医谓之枯㾦。以我所知，晶㾦乃反汗之湿气所成，枯㾦乃腺体枯萎。枯㾦之前一步为肤粟，后一步如天泡，则为余所躬亲经历。就经验所得，却非甘凉不可，石斛尤其是特效药。《本草》仅言其能厚肠胃，时医只知其能养阴，不知此物专能嘘殖已枯之腺体，大约有帮助内分泌作用，故一见肌肤起粟，手掌熯热，便当重用甘凉。掌未热，肌肤未粟，却不可用。

痉病治法

形寒、发热、头痛、项强，如伤寒状，后脑酸痛，连及颈项，目赤躁烦者，痉病也。若复寐中惊，手指自动者，痉病已确，不问有汗、无汗，葛根芩连加胆

草良。无汗者，可协麻杏石甘汤。

葛根一钱五分　川连三分　淡芩一钱　炙草六分　龙胆草二分，酒炒

【说明】

1. 上为痉病最初步。不用其他痉药者，因痉虽属神经系病，往往有与痧子并见者，若开首即用痉药，往往误事。且此病之初步，亦不外卫气被束，热向上行。《内经》云"高者抑之"。胆草苦降，正与经旨相合。

2. 照仲景用药之例，无单纯寒，亦无单纯温者，无单纯攻下，亦无单纯升发者。有之惟四逆、大承气，病势重且急，故用纯热、纯攻药以为急救。其余各方，类皆攻补兼施，温凉并用。如麻黄、大黄与甘草同用，细辛与五味子同用，桂枝与黄芩同用，柴胡与枳实同用，大都缓急相济，开合相承。温凉、升降之药，合而煮之，并不虞其力量之相消，反足收互助之效用。此种不但说得好听，议论既有其理，验之事实而信，然后著之于篇，固不能以爱憎为是非也。本方之葛根与胆草，即是师古人之意，验之事实而确有成效者。古人"七方十剂之说，界说不明，故不用其说"。

发热，后脑酸、颈项反折、抽搐、目上视、神昏、谵语，或目歧、目斗、两目作一侧视，其抽搐一日数次或数十次作，甚且叫号者，为刚痉最凶之候，犀角地黄协诸风药恣予之。

乌犀尖二分，磨冲　细生地三钱　天麻三钱　独活一钱

虎骨三钱，炙　蝎尾二分，炙，研，冲　当归身三钱　龙胆草三分，炒　安脑丸两粒，药化服

【说明】上药分量为最适当，不必增损。病重者，每三点钟进药一剂，无间昼夜，以愈为度。

【说明】

1. 流行性脑证，非脑病也，不过卫气被束，热向上行，薰炙及于头脑，因而神经紧张，故见抽搐。假使是脑病，便非此等药所能愈。胆草苦降，所以制止向上之热。以视西国人用冰枕，巧拙之差，相去甚远。故此方以胆草为主药。凡降药必与升药同用，然后体工不起抵抗，而无反应之虞。故用胆草必协犀角，是犀角反是副药，不论药价之贵贱也。

2. 安脑丸为一切脑证之特效方，其重要成分为金钱白花蛇，此物甚贵，每条蛇重二分五厘，须价九元。初因药价太昂，迟迟未公布，不料脑炎盛行时登报发售，为忌者所中伤，致化验立案，耗去数百金。现时代是处荆棘，遇事韬晦，不敢自眩，犹且如此。每念及此，令人不怡，辄不愿将其所心得者公布于世也。

病初起如伤寒，一二日即见痉，痉后眼皮重，目上视，郑声，舌萎软，肌肤津润，手冷，是为神经瘫，必遍身无力，所谓风缓，即柔痉也，大建中加副药如副症良。

【说明】

1. 上所列症，不必尽具。病浅者仅见一二症即

是，重者且不止此，如《惊风详说》中史姓小孩案是也。

2. 神经系统极繁复，译本皆科学化的国文，阅之令人头脑作胀，不易明了。学者如欲一涉其藩，可观拙著《惊风浅说》。

结　论

西国人所谓"伤寒"，谓一种热病而有杆形菌者，其定病名以菌为主，绝非中国所谓"伤寒"。不过此种杆形菌之热病，其热之起伏，有似乎伤寒，日本人因以"伤寒"译之，于是我国所译西籍亦袭用其名。病家不察，以为西医所称之"伤寒"即中医所谓之"伤寒"，固属非是。医者复不知深求其故，人云亦云者有之。明明风温，因西医断为"伤寒"，胸中无主宰，手眼无标准，徒因西医之言，遂放胆用《伤寒论》中麻、桂诸方，悍然不顾者，亦有之，而病人冤矣。

西国定名以菌为主，菌杆形者，谓之伤寒。乃有类似之热病，菌亦相类，不过其菌略弯，其病之热型亦略异，往往不须三候而愈，此种译为副伤寒。凡副伤寒与伤寒，欲知之真确，必须验血中之菌，如其不验血，临床仓猝之顷，不能知也。而我国病家喻此者绝少，往往延一西医，俟其诊毕，即问此为何病。西医如云"尚未能断定是何病"，则病家必不满意。若曰："君既诊脉，又经打诊、听诊，尚不知其为何病乎？"彼西医苟老于世事者，岂有不知此意之理？彼固不甘心示弱，又藐视病家之无常识，遂贸然应曰："此伤寒也。"此种真是习见不鲜之事，而谓西医口中之"伤寒"为可怖乎？

今年夏历七月间，诊一病，其人夏日多饮冰，感秋凉而病，呕吐、泄泻交作。此种本是伏暑新凉为患，其呕泻乃发热之前驱，今年流行暑温多如此。病家问余："此是伤寒否？"余曰："非是，当是伏暑新凉为患，乃暑温之一种也。"曰："顷有某中医谓此病形似霍乱，将来恐变伤寒云。"余甚奇之，病既非霍乱，且霍乱又何得变伤寒？继乃悟彼医为此言，盖逆料病家必延西医，而西医之诊断什九为伤寒，彼乃预作此语，万一如其所料，则病家当服其有先见之明也。此医之揣摩不可谓不工。《阅微草堂笔记》中有云"人家婢女，令其做事，蠢如鹿豕，及作奸犯科，往往神出鬼没，不可思议者，所在多有。"为医生者，不能于病理研求以期寡过，却于此等处工为巧佞，其异于作奸犯科之婢女者几希。准以上所谈，可谓歧路之中复有歧路，本书之作，诚不得已也。

凡病皆有其重心，例如太阳证重心在表，阳明证重心在里，此固然矣。乃至表更有其重心，里更有其重心。表证而头痛甚者，重心在头也，里证而燥矢结者，重心在肠也；风温咳嗽，因剧咳，肺组织兴奋，支气管变窄，因而气急鼻扇者，重心在支气管也；咳甚，两胁震痛者，重心在肋膜也；腹部震痛者，重心在腹膜也。重心所在，血气则奔集其处以为救济，热亦随之，其处乃比较他处更热且痛，甚且肿。西国指此种为病灶。中医以脏腑名病，西医以病灶名病，肿与热、与痛三者毕具，则谓之炎，此所以有肋膜炎、腹膜炎、支气管炎，诸名色也。吾初意以为中国热病诸名色，与西国热病诸名色，可以寻得其相当者，今乃知其不然。今之号称"新医学"，侈口谈"衷中参西"者，其为说无是处，则因不从病理切实探讨，不能根本解决故也。不能根本解决，又宁能知肋膜炎是风温，腹膜炎仍是风温，阳明腑证为肠炎，少阴自利仍是肠炎哉？

附： 热病简明治法_{临时增刊}

恽铁樵　著

热病者，发热之病也。《内经》谓热病皆伤寒之类，《难经》因之，故云"伤寒有五"，其实所谓五伤寒，即是五种热病。西医书列此种热病于急性传染病栏中，其实是气候关系，有不同，鄙意执柯伐柯，其则同时并发耳。又，本书五种热病，是根据事实，与《难经》小不远，当以根据事实者为是。今根据事实，将病状、病候、治法详言如下。

（一）伤寒

其病状初一步，头痛、项强、形寒、发热，继一步是传变，其传变有热化，有燥化，有寒化，有虚，有实，病候颇繁复。本书所说，以不学医的人看得懂，能用药为止。

初步病状，头痛、项强、发热、恶寒，有有汗的，有无汗的。无论有汗、无汗必定口中和。无汗的用麻黄汤，有汗的用桂枝汤。

麻黄汤

麻黄_{四分}　桂枝_{四分}　杏仁_{三钱}　甘草_{六分}

本书药量，在江浙两省，最为合用，若四川、两湖，当然嫌轻，但与其重，毋宁轻，不及彀，再进一剂，则稳健之道也。

此汤以麻黄为主药，其效力是发汗，其发生效力之场所在躯体外层。桂枝、杏仁、甘草都是副药。伤寒初步，病从寒化，口中和，非得桂枝则麻黄不生效力，故麻、桂同用。假使口燥渴、舌质绛、唇干、液少，则为热化。现在江浙地方所见伤寒，都是开场即热化者。如其热化之症，无论有汗、无汗，桂枝都是禁药。如其犯之，非但麻黄不能发汗，得药之后，必然热高、烦躁，重者可以致衄。

麻黄是主药，桂枝是副药，副药对症，主药便灵。热化之症，误用桂枝，即用麻黄，亦不能发汗。此指麻、桂同用而言。

桂枝汤

桂枝四分　白芍半钱　甘草六分　生姜大片，一钱　红枣五个，去核

此汤以桂枝为主药，其作用是刺激躯体表层浅在神经。用此方之标准，在头痛、项强、发热、有汗、形寒，而口中和。假使口中燥渴、唇干液少，桂枝汤是禁药。假使无汗，桂枝汤亦是禁药。其理由如下：

所谓口中和者，即唇舌不绛、口味淡、唾液多，而不引饮，如此其病属寒。若是唇干、液少而燥渴，

则其病属热。桂枝是温性，寒病用之可以去寒，若病症之属热者，误用适足以增热，以热治热，病必加重，所以桂枝当禁。又，桂枝之作用，刺激躯体外层浅在神经，假使无汗，浅在神经本在兴奋，苦于汗不得出，热无去路，若复用桂枝刺激，则浅在神经益发紧张，益发不能得汗，故无汗之热病，桂枝在所必禁。浅在神经兴奋则汗空闭，弛缓则汗空开。无汗者，因神经紧张；汗自出者，因神经弛缓。

初起即从热化之伤寒，发热、恶寒、口干、舌燥、唇舌都绛，无汗者，葛根芩连加麻黄；烦躁者，用麻杏石甘汤；有汗者，用葛根芩连汤；有汗热化而躁烦者，葛根芩连加石膏。

麻杏石甘汤

麻黄四分　杏仁三钱　石膏三钱　甘草六分

此方以麻黄为主，亦主发汗。石膏是其重要副药，其性凉，专能消炎，其发生效力之场所在胃。凡伤寒病在表者，必具之条件是恶寒，若热化者则兼有胃热。外感单纯在表，都从寒化，必涉及胃分，然后热化。故热化之症，仲景谓之阳明病，热化而兼恶寒者谓之两阳合病。躯体外层是太阳，胃分是阳明，太阳、阳明都病，故云两阳合病。但胃热者，只唇舌绛而口干，其人不烦躁；若热化之甚，胃中液体亦干，则其人必烦躁。是故发热、形寒、有汗、唇干、舌绛、口渴，不烦躁者，葛根芩连汤主之；其烦躁者，葛根芩连汤加石膏主之。无汗者，都可以加麻黄，烦躁是用石膏之标准。

如今为容易明白起见，重说一遍。

伤寒之为病，是发热、恶寒、口中和，有有汗者，有无汗者。有汗者主桂枝汤，无汗者主麻黄汤。口中和者是从寒化，口渴、唇舌干绛者是从热化。热化之病，麻黄、桂枝不适用，主葛根芩连汤，无汗者葛根芩连汤加麻黄，热化而烦躁者葛根芩连汤加石膏。

今所说者，即此为止，恐再多说反令读者不得明了。但有当须补充说明者，伤寒有时间性，凡冬季发热、恶寒之病，方是伤寒；若在春、夏、秋三季之热病，症状既不同，治法亦异，后文所列暑、湿温是也。又，单丝不成线，凡肌表易感风寒，必因胃肠有食积；亦有因肌表先病，而肠胃易停食积者。以故伤寒之病，治表往往须兼治里。病者停积，恒在胃肠两部。欲知其胃中是否有积，须视其胸脘痞闷与否。闷而呕，闷而拒按，皆是胃中停积证据。大约闷不拒按者多痰，拒按者多食，治痰宜半夏、瓜蒌霜，治食宜枳实、竹茹、楂炭、腹皮。如其病者有胃中停积证据，可将此等药加入麻、桂各方之中。欲知病者肠部有无停积，须视其舌苔与绕脐据按与否。若舌上有苔，无论黄与腻，都是积；若复绕脐痛，拒按，更是有积证据。治肠中之积，宜攻，从寒化者用厚朴、槟榔，从热化者可用瓜蒌、麻仁、枳实导滞丸等。其有患伤寒而兼虚损症者，其病是虚体冒邪，与单纯外感症不同，不在此例。

又凡治肌表之病，非麻、桂、葛根不灵，不过宜注意标准，不可弄错。若标准不错，分量不错，并无危险。至于治肠胃两部之药，只宜消导，不得轻用大黄、芒硝、干姜、附子。此皆经验之谈，阅者其注意毋忽。以上伤寒

（二）风温

风温之为病，发热、咳嗽、头痛、骨楚。其咳嗽、骨楚是风温必具条件，亦即是风温与伤寒不同之处。此外当注意者是时间，伤寒是冬季热病，风温是春季热病。

治风温以荆、防、薄荷、羌活、秦艽、葛根、芩、连为重要药，象贝、杏仁为副。伤寒发热、恶寒、头痛，风温亦发热、恶寒、头痛。伤寒之恶寒甚剧，时间辄延至两三日，然后发热，热后仍旧恶寒。风温恶寒之时间甚短，不过半日即发热，不复恶寒。伤寒恶寒，常项背拘急，其寒之重心在背脊，头痛恒在前额；风温恶寒亦背拘急，其重心在肩背，头痛恒在两太阳。此因伤寒属肾，风温属肝，时间不同，脏气不同故也。风温必具条件是咳嗽，亦有寒化、热化之别。其寒化者多涕、薄痰，甚则腹痛、泄泻。方如下：

葛根半钱　象贝三钱　杏仁三钱　苏子三钱　橘红半钱

前胡半钱，炒　　小朴三分　　腹皮三钱　　木香半钱　　秦艽半钱
防风一钱，炒

　　其从热化者，辄喉痛、喉间红肿、唇干舌绛、口燥而苦，其见于外者，面赤、目赤、多汗、骨楚，或壮热，或热有起伏，亦有无汗者，居少数。方如下：

葛根半钱　　象、川贝各三钱　　杏仁三钱　　桔梗八分
炙姜蚕半钱　　淡芩一钱　　川连三分　　炒牛蒡半钱　　秦艽半钱
防风一钱，炒

　　汗多者加牡蛎、浮小麦，无汗者可以加麻黄，口渴引饮、烦躁者可以加石膏。如其喉头见白腐，初起白点在两边扁桃腺，继而延及悬雍垂，如此者是喉证，其无汗者用麻杏石甘汤，其有汗者用葛根葱白石膏汤。此病须速治，可以应手而愈。若延至四日以上，满喉皆白腐，即有大危险。如其毒溃，其喉必闭，其颈部必肿，如此者不救。

麻杏石甘汤

麻黄四分　　杏仁三钱　　石膏三钱　　甘草六分

葛根葱白石膏汤

葛根半钱　　黄芩一钱　　黄连三分　　生石膏三钱　　炙草
六分　　香葱白两个
　　另，吹口药方
　　人中白一钱　　薄荷一钱　　冰片三厘　　炙姜蚕半钱

上药研末，吹口，咽下不妨。亦可以煎汤漱口，如其煎汤，冰片勿入煎。

风温之病，变化虽多，重要而习见者，不过如此。其喉证是疫喉，衡量病理，应当在风温之内。此种喉证，忌用六神丸及一切有麝香之药。又，无论伤寒、风温，须先用药解表，然后有积者可以攻里，先解表后攻里为顺，若先攻里后解表为逆。伤寒、风温若兼见泄泻，其讲究最多，老于医者尚苦辨之不审，兹不赘。_{以上风温}

（三）暑温

《伤寒论》序云："先夏至日为病温，后夏至日为病暑。"据此，暑温之界说，极为明了，但一般人都不知此语之真意。先夏至日为病温，即风温也；后夏至日为病暑，则为暑温。以夏至为界线，截然分此病名，有何意义？须知此语本之《内经》，"春气通于肝，春主生，肝气应之，病则肝气当之；夏气通于心，夏主长，心气应之，病则心气当之。"证诸事实，甚为真确。肝为脏，肝之腑为胆，病之浅者，常在腑不在脏，《经》言"胆从火化"，凡病风温之人，恒头眩、口苦、目赤，是即胆腑所着之病证。暑温之为病，甘露消毒丹、六一散最是特效药，医生都不知其所以然。《经》言"心邪从小肠而泻"，又言"心不受邪"，凡心病者，膻中当之。膻中者，心囊也。暑温之病，西医用爱克司光照见心囊聚水，此古说与事实合者一也。所谓"心邪从小肠泻"者，谓治心病当利小便。西医治此用抽水法，其结果心房肿大如蒲扇而死。若用甘露消毒丹、六一散，则小便通利，溲畅则热退。且心囊聚水之症，心与肺不能协调，恒呼吸促而脉涩。脉涩，谓脉搏不匀。若小便通畅，则呼吸、脉搏均有节律。此为余与西医会诊暑温所得事实上之教训，不容以口舌争者。此古训之合于事实者二也。是故先夏至日为病温，其症结在肝胆；后夏至日为病暑，其征结在心囊。天气不同，脏气应之，此是《内经》精妙处。

暑温之病状，发热、多汗、小便少，其热不甚壮，常弛张如疟，一日二三度发。汗多是暑温特具条件。如此之病，不得用伤寒法以为治疗，凡麻黄、桂枝、葛根，乃至荆、防、葱白，统不适用。犯之则病随手而增重，一误再误，以致于死者，比比皆是。凡见发热弛张、汗多、溲短赤，而在夏至之后者，其特效方如下：

白薇一钱　牡蛎三钱　淡芩一钱　竹茹半钱　枳实一钱　连翘三钱　银花三钱　薄荷一钱　六一散三钱　甘露消毒丹一钱，入煎

此病利小便，最好于方中加冬瓜子。瓜之为物，能吸收水分以成其大，其吸水之处在蒂，其传种在子，故瓜蒂、瓜子皆入药，此亦物理之甚奇特者。

更有一种暑温，无汗、壮热，病形颇似伤寒，得

汗便愈，所谓"体若燔炭、汗出而散"者是也。此种病发汗不得用麻、桂、葛根，其特效药是香薷，用量不过四分。

暑温之大略如此。其有积者当消积，其泄泻者当止泻，消积用焦谷芽、腹皮、楂炭，止泻用扁衣、建曲、伏龙肝，不得用各种猛悍之药，因即此已灵，无须悍药也。以上暑温

（四）湿温

湿温之病，常在六七月之交。四五月之暑温有兼湿者，七八月之伏暑亦有兼湿者，若纯粹之湿温证，则必在六七月。其病状发热，热不高，弛张不肯退，或者腹满泄泻、手脚皆重。亦有头重者，其汗出常不彻。若无汗壮热，则容易发黄。其见症脉缓软、肌肤津润、舌苔白腻、舌面润、口味淡，甚者口味甜、胸脘痞闷，泛恶不能食。其口味淡与胸脘痞闷为必具条件。治此病亦不得用伤寒法，若误用麻、桂、葛根，可以随手而重。其无汗者，发汗用茅术。茅术四分为轻剂，一钱为重剂。其湿胜者，化湿用防己。防己八分为轻剂，钱半为重剂。其胸脘痞闷、口味淡者，去痞用川连、凡用川连，不得过四分。厚朴。闷甚而见寒化者，可加吴萸。厚朴、吴萸三分为轻剂，六分为重剂。汗多、肤凉、口中和而恶寒者，可以桂枝、附子。若用附、桂，桂枝不得过四分，附子八分为轻剂，钱半为重剂。但中病即止，附、桂不得多用。凡唇燥者，附、桂且在当禁之列。痰多者可用青皮、陈皮、

制半夏。虚者可用归身，其他补药均不得乱投。若脚肿身重，则附子为重要药。此病湿邪在上则头重，头重者容易发黄。发黄，茵陈为特效药，轻则钱半，重则三钱。发黄者，先见之于眼白。如其见眼白黄，禁用一切热药。如其湿邪在下，太阴受之，则腹满而泄泻。泄泻之讲究最多，有当温者，有当攻者，有当止者，须延医生斟酌，不得胡乱以身试药。此其大略也。以上湿温

（五）痉病

痉病，流行性脑病也，其发作不应四时之序。观于前数年此病大盛，近来又稍衰，当是岁会关系。其病状初一步，壮热、形寒、头痛、项强、目赤与伤寒甚相似；病发一日、半日，即神昏谵语而颈项反折，病者恒不能仰卧，其甚者，背脊骨反张作弧形，旧谓之"角弓反张"，与小孩惊风亦相似。不过惊风限于小孩，痉病则无论老少都有。惊风之病状，手足抽搐、戴眼、撮口。痉病则多目直视而颈项反折。此病种类最多，以上所述是其最普通之状况，亦其最易治者。特效方如下：

葛根半钱　黄连三分　枳实一钱　竹茹半钱　腹皮三钱蝎尾二分，炙，研，冲　黄芩一钱　胆草一分，酒炒　辟瘟丹一分，研，冲

胆草三分为中剂，五分为重剂，一分为轻剂。此病春寒外束，肝胆热化，则容易发作。秋冬气候燥，因燥化之故，胃气上逆，亦容易发作。故此病是上行性，用胆草是

苦以降之，故此物为此病之特效药，但不得多用，以三分为率，多至五分。蝎尾能弛缓神经。此病所以颈项反折，是延髓膜中神经紧张，此种神经紧张是进行性，由延髓膜而传脊髓膜，则全体呈弧形而为角弓反张。更进一步，则手足皆蜷屈，则其病毒已普及运动神经故也。蝎尾及辟瘟丹中之羚羊、犀角，均能弛缓神经，故此方之效如神。但有两事不可不知者，其一，病固属流行性，然致病之原因，就事实考察，实是人事之不臧，例如颠踬、受惊、饱食，更受外感等皆是。如其进前方不效，须潜心考虑，求其原因。如其是食积，更须分上下，积在上者，可以用瓜蒂吐之。瓜蒂散：南瓜蒂两个，切碎，淡豆豉三钱、生山栀三钱，煎汤仅灌，吐则再予。如其不吐，食积能从大便下。此是最稳当泻药，名为吐剂，尚非事实。在中脘者，可以消导；在肠者，可以攻下。更须审六淫之邪，何者偏胜，就其偏而药之，可以必愈。其二，辟瘟丹者中虽有犀角、羚羊，计此丹每分中所含犀、羚药量仅一分百分之一①。现在时医不悉心研求，动辄用四分、八分，则无有不败事者。羚羊能使神经麻痹，本来可治之病，得此遂不救者，甚多。

至于此病有恶性者，种类虽多，择要言之，不过两种。其一，起病时即手足反戾，此因胃肠停有宿积

---

① 计此丹每分中所含犀、羚药量仅一分百分之一：1948年上海民友印书社铅印本此句文本为"计此丹每分中所含犀、羚药量虽微，足以见效。"

太多之故。<small>去积最好用保赤散两三厘许。</small>必肠实、胃肠实，然后有此见症，肠胃本更迭为虚实。《经》言"五实死，五虚死"，胃肠并实，则等于五实，其病常不可治。若用金蜈散，更重用去积之药，有幸而得生者。其二是风缓。痉病本是神经紧张为病，乃有一种处处见神经弛缓症状，手脚既不能动，并且不能语言。此种通常所见，多兼有潜伏性梅毒者，其病极难治，百无一生，此其大略也。<small>以上痉病。</small>此种风缓之症，成人、小孩都有之。与鹅掌爪疥并见者，方是潜伏性梅毒，小孩都从先天来。佛言"好淫当堕畜生道"，就事实上说，好淫乃灭种、自杀之第一步工作。自爱者，幸深思之。

金蜈散

金头蜈蚣<small>中等大小者，只用中间一节，去足，炙透</small> 薄荷<small>一钱</small> 全蝎<small>五个，去翅足，炙</small> 麝香<small>两芝麻许</small>

分别研碎，筛过和匀，再研。用时只取药末一芝麻之量，用开水吞服，每日一次，不得多服。

伏暑秋凉后发热，其病状恒多汗似暑温，其重者多兼泄泻，最易变痢疾，其发热起伏与疟疾亦相似。此种病之原因，是夏日贪凉，多引冷之故。因其病源如此，故谓之伏暑。此病初一步，治暑温之方可以借用，继一步往往见白㾦，见白㾦者，其胸必闷，用紫雪丹三分，与石斛同用，为效甚良。舌苔则痦绛如蒙血皮。白痦有两种，其一种如水晶痱者，多半从反汗而来，用药与暑温无甚差别；又一种灌浆如水痘，乃皮脂腺枯，其病是大虚之候，须重用甘凉补之，补药限于鲜生地、石斛、归身、炙草，其他都不通用。舌苔如蒙血皮者，必见神昏谵语，急用犀角地黄汤救之。如用犀角地黄汤，其犀角不过两三分。其余如消积、治咳、止汗等副药，可以随症加入。

章太炎先生霍乱论

章太炎 著

孟凡红 整理

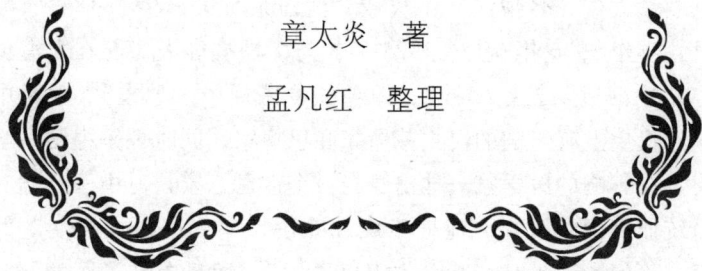

内 容 提 要

　　此书为"铁樵函授中医学校"培训教材之一，内容包括章太炎先生论霍乱三首，后附章太炎先生来书两篇。

　　章太炎，名炳麟，字枚叔，浙江余杭人，生于1869年1月，卒于1936年6月。1925年，与恽铁樵等人一起在上海创办"中国通函教授学社"，即"铁樵函授中医学校"。他是中国近代史上有影响的民主革命家和思想家，同时也是中国医学史上有影响的医学家。他出身在一个世医之家，对中医药学有系统而高深的研究。他处于戊戌变法、辛亥革命社会变革时期，不但参与了社会革命"上医医国"，而且参与了医学研究"下医医人"。民国初期先后荣任中国医学院院长、上海国医学院院长、苏州国医院院长等职。他一生撰写了大量政论性文章和学术专著，还有不少医药学论著，《章太炎全集》中记载了他134篇有关医学的论文。恽铁樵非常崇敬他，与他结下了莫逆之交，认为"太炎先生为当代国学大师，稍知治学者无不仰之如泰山北斗，医学乃其余续，而深造如此，洵奇人也。"书末称"假使将此三篇熟读千百遍，因而能读章氏丛书中之任何一种，可以脱凡胎，换仙骨，获益无量也。至伤寒霍乱篇，鄙人不敢复赘一词。因既有此三篇，比之日月之出，爝火当然不明尔。"。

　　本书汇集了历代医家对霍乱的论述及治法，记录了民国时期霍乱时疫的治疗方法，阐述了霍乱的中医治疗与西医治疗之不同，此书具有较高的学术价值和文献价值。

　　本书依据1924年函授中医学校铅印本进行点校整理。

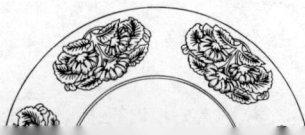

目录

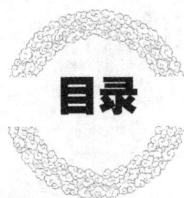

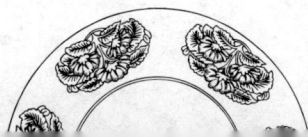

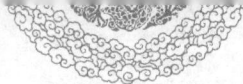

论霍乱一

霍乱吐利四逆之证，多起夏秋间。依大论①：热多欲饮水者，用五苓散；寒多不用水者，用理中丸；四肢挛急手足厥冷者，用四逆汤；脉不出者，用通脉四逆汤；兼烦躁欲死者，用吴茱萸汤。并见霍乱少阴二篇。余十六岁时，尝见一方数百里中，病者吐利厥冷，四肢挛急，脉微欲绝，老医以四逆汤与之，十活八九。三十岁后，又见是证，老医举四逆汤、吴茱萸汤与之，亦十活八九。此皆目击，非虚言也。而五苓证则绝少见，理中证亦其不亟者耳。夏时得此，何也？大凡心脏搏动，借酸素输致之力，夏时空气稀薄，酸素寡而心脏弱《千金》以五味酸药为生脉之剂，即此义，冬即反是。是故冬日气寒，则血脉之行疾；夏日气热，则血脉之行迟，加以汗出阳虚，心转无力鼓舞，血脉愈且懈矣。观夫伤寒脉紧，而暑病则多弦细芤迟之脉，所谓脉盛身寒，得之伤寒；脉虚身热，得之伤暑，非独病时为然，血脉流行，冬夏亦自有张弛也。夫知此则可以知霍乱之原矣。岁莫②严寒，冰雪凛凛，而人之

---

① 大论：此书是指《伤寒论》。
② 莫：同"暮"。

处其中者，脉劲血驶，戒备亦严，是以乍得伤寒，多
为阳证。其得少阴证者，必平时心脏特弱之人也。夏
秋间气或稍凉，较之冬时，不逮远甚也。然以久处炎
歊，心力弛懈，脉行甚迟，猝遇寒邪中之，营卫虽欲
抵拒，而素不设备，遇敌退挠，则唯任其直入。寒入
而厥，血脉不能收摄水分，上下出于肠胃而为吐利，
旁出于肤而为魄汗。水分尽泄，则血如枯虾，脉欲停
止，于是死矣。冬时寒虽盛而易制，夏时寒虽微而莫
当，守备有殊，而勇怯之势异也。徐灵胎不解此义，
以为大论所谓霍乱者，因于伤寒，而今吐利出于夏时，
则非霍乱，四逆汤服之必死。不悟大论所说者属伤寒，
而今之发于夏秋间者为寒疫。叔和序例云：从春分以
后，至秋分节前，天有暴寒者，皆为时行寒疫。夫以
阳盛气柔，脉素惰缓，为寒所薄，则病更极于伤寒。
是以发热头痛之霍乱，夏秋间不可得见，而死期猝至，
亦无有过经者，则以伤寒尚缓，寒疫弥暴也。徐氏所
谓服四逆汤必死者，此乃夏时偶伤饮食使然，本非霍
乱。夫呕吐而利，其病众多，非独霍乱一候。尝见霍
乱起时，老医与四逆茱萸，用之神效。改岁有偶患吐
利者，新学不识，竟与四逆致毙，其识者或与半夏泻
心汤，病即良已。则前者为真霍乱，后者为寻常之吐
利尔。霍乱无有不吐利，而吐利不必皆霍乱。大论太
阳篇，伤寒发热，汗出不解，必中痞硬，呕吐而下利
者，且以大柴胡汤主之。此与霍乱乃有冰炭之殊矣，

然其辨之亦易明也。大柴胡证为太阳伤寒久未罢者，
与夏秋间霍乱暴至者固殊。诸泻心证初无手足厥冷脉
微欲绝之状，且霍乱所泄者如清米汁，而溏便甚少，
非若鹜溏、肠垢①之淆杂者<small>今西人以腹中不痛者为霍乱，痛即
非是。盖痛则不通，通则不痛，其理易明。太阴之为病，吐利腹痛。治
虽用理中，然非霍乱。</small>自非粗工，安有目眯黑白者也。若
真霍乱证，发于冬时，与伤寒相属者，头痛发热，容
有之矣；发于夏秋，与寒疫相属者，则热象不可得见，
是以经言长夏善病洞泄寒中。徐灵胎、王孟英乃云：
绝未见有寒霍乱者。岂当时适未遇之，抑过为矫诬之
论也<small>近人陆九芝善治温热，悉归本于《伤寒论》，痛斥叶天士、吴鞠通
辈，生地、麦冬、犀角、牛黄之非，议论快绝。至治霍乱，则鞠通敢用
四逆、理中，而九芝独为异论，乃其所谓霍乱者，实无吐利形证，不知
何以混称也。</small>

按：灵胎治连耕石暑热坏证，脉微欲绝，遗尿谵
语，循衣摸床，以为阳越之候，急以人参、附子与之，
三服得生。然则暑热阳越，尚为虚寒欲绝之状，岂暴
寒所劫，而无寒疫耶？斯实一间未达矣。

西人治霍乱，有以雅片②制止者，此即斗门方中

---

① 鹜溏、肠垢：二者皆为证名。鹜溏，是指大便水粪相杂，青
黑如鸭粪者。肠垢，是指大便时排出的腐浊垢腻之物，为大肠湿热之
证。见于热泻、热痢等病。《金匮要略·五脏风寒积聚病脉证并治》：
"大肠有寒者，多鹜溏；有热者，便肠垢。

② 雅片：即鸦片。又叫"阿芙蓉"，通称"大烟"。用罂粟果
实中的乳状汁液制成的一种毒品。

御米止利法也。民间无医，亦有以矾石、石榴皮涩止者，其用与雅片同，轻者得止，剧者仍无以愈之。独以盐水注射脉中，虽危极亦有起者。

按：盐水探吐，本《千金》治干霍乱法，而今施于吐利，世多不解其故。余以盐水能收摄血脉，《周官》疡医称以咸养脉。少俞曰：咸入胃也，其气走中焦，注于血脉，脉者血之所走也，与咸相得，即血凝。尝观俗人有争血统是非者，两人各刺血注之水中。水或有盐，则两血相聚，是其证也。亦能收摄水分，令不泄出。许叔微以禹余粮丸治水胀，称食盐则水胀再作是其证也。是以咸能凝血，亦能调血。《阴阳大论》称心欲软，急食咸以软之。霍乱血结如块，用盐水者，非取其刚而取其柔。夫治有异法而同愈者，盐水与四逆茱萸二汤近之矣。非温凉相反之谓也。

问曰：《别录》香薷主霍乱、腹痛、吐利，《唐本草》薄荷主霍乱、宿食不消。陶隐居云：霍乱煮饮香薷，无不瘥。《千金翼方》治霍乱，有一味香薷方，有一味鸡苏方。恐心脏垂绝，不应更用辛散。答曰：言腹痛则非无阻拒，言宿食不消则不关血脉，此非真霍乱，特以相似名之耳。

论霍乱二

海宁孙世扬曰：霍乱有里寒外热者，此阳欲尽也，断无头痛发热身疼与吐利齐作之事。正使有之，则是时行感冒而致吐利，本与霍乱异病，仲景不应混之。按本论，问曰：病发热，头痛身疼，恶寒吐利者，此属何病？答曰：此名霍乱。霍乱自吐下，又利止，复更发热也，即知发热、头痛、身疼在吐利断后，非与同时。余谓斯论独得仲景真旨。霍乱正作时，胃逆口噤，白汤饮皆不得入，何欲饮水不欲饮水之可言？故非独五苓证在吐利断后，即理中证亦然，合之桂枝证。凡为瘥后三法：盖其始吐利无度，水汋将竭，愈后口渴，极欲引水自救，饮水多则惧胀满，故与五苓散以消之，此瘥后第一法也；其或寒多不用水者，虽烦渴不形，内之津液，犹自渐涸，故与理中丸健行中焦，而助泌别，则津液自滋，此瘥后第二法也；若但身痛者，直以桂枝汤调其营卫，此瘥后第三法也。分类言之，则五苓桂枝二证为阴病转阳；理中证则阴病渐衰，未得转阳者尔。《肘后》治霍乱瘥后大渴者，以黄粱五升，煮汁饮之。今人或用白虎加人参汤、竹叶石膏汤，不能卧者用黄连阿胶汤、猪苓汤。虽与五苓散有温凉之殊，其存津救阴，亦无异也。若吐利初起，用理中而止者，多属太阴伤寒吐利腹痛之候，故方下有吐多、下多、腹痛加减之法，为太阴伤寒设也。霍乱则少阴伤寒之属，吐利不腹痛，水液横决，无能禁者，过在心脏，不在脾胃，虽用理中，未得止也。《素问·阴阳大论》皆以霍乱属太阴者，此徒据形式为言，犹喘咳则归之肺尔。《阴阳大论》又云：不远热则热至，身热吐利霍乱，此亦时行吐利，必非真霍乱也。

论霍乱三

民国十五年夏，鄞范文虎以书问曰：前此二十载，霍乱大作，非大附子一两，连三四剂不治。前此五年，霍乱又作，以紫雪和生姜汁，井水冷调服亦愈。去岁霍乱又作，以酒炒黄芩一二两治之；今岁霍乱又大作，仆用王清任解毒活血汤，进三四剂，服后化大热得已，而进姜附者多不救。将岁时不同，不可执一乎？答曰：严用和云，吐利之证，伤寒伏暑皆有之，非独霍乱，医者当审而治之。夫常病之吐利者，自肠胃涌泄而出，是以利必有溏粪，吐必有余食。霍乱之吐利者，自血液抽汲而出，是以溲如米汁，而溏粪余食鲜见。且肠胃亦不与相格拒，无腹痛状。心合于脉，脉为血府，故血被抽汲则脉脱，脉脱而心绝矣。夫以血脉循环，内摄水汋，其凝聚之力甚固，曷为不能相保，使如悬溜奔瀑以去哉。此土则以为寒邪直中少阴心脏是，西人则以为血中有霍乱菌。二说虽殊，要之①，邪并血分，心阳挠败，力不能抗则无异。俗方或取明矾、石榴皮、铜青为治，皆有杀菌用，大方唯以通脉为主，是犹兵法攻守之异也。王清任之为解毒活血汤也，欲两有之

---

① 要之：即要而言之，总之。表示下文是总括性的话。

以为功，其主药乃在桃仁、红花，红花五钱，行血通脉之力亦不细；桃仁八钱，则入血杀菌之功伟矣。足下又以其方进三四剂，所以治有奇效，非夫徐王歧说比也。然清任自云：一两时后，汗如水，肢如冰，是方亦无功，仍以附子、干姜大剂治之。然则始起即厥者，必急用姜、附可知也。足下谓今岁进姜、附者多不救，此进姜、附者何人哉？意其诊断不审，以伤暑吐利为霍乱，则宜其不救矣。夫大疫行时，非遍无常病也。长夏暴注，泊泊乎不可止者，其瘭疾亦与霍乱相似。医者狃①于所见，遂一切以霍乱命之，识病先误，其药焉得有效耶？去岁用黄芩而愈者，亦必肠胃常病也。凡诸吐利，轻者进六和汤亦得止，甚者以半夏泻心汤与之，十愈八九。及霍乱作而半夏泻心汤不足任者，以其所吐利者出自血液，而非肠胃水谷之余，故合芩、连、干姜、半夏之力而不足以遏之也。若夫肠胃常病，则黄芩自擅长矣。仆以为霍乱初起，腹不作痛，利如米汁，其可断为霍乱已明。唯厥逆未见，或不敢遽与四逆，而理中平缓，不足以戡乱禁暴。专任黄芩，又有不辨阴阳之过，无已可取《圣济》附子丸为汤，以附子强心，以干姜、黄连止吐利，以乌梅杀菌，每服六钱<small>生附子一钱，干姜、黄连各一钱五分，乌梅二钱</small>，是亦与清任第一方同功，贤于专任黄芩万万也。紫雪、

---

① 狃：因袭，拘泥。

生姜汁治法，仆记前五年霍乱作时，亦多赖附子得起，此仍四逆流亚。不知服紫雪、生姜汁者果何症状，恐肠胃不调吐利之候，必非真霍乱也，足下以为何如？

章太炎先生来书一

　　铁樵先生大鉴，前数日得函，并治霍乱暑证湿温三法。暍即暑证，盖无疑义。唯《素问》称凡伤于寒而成温病者，先夏至日为温，后夏至日为暑。彼暑似即热病，《要略》暍证乃真暑病耳。热病较温为甚，温病汗出脉躁，暑病则脉弦细芤迟，此其虚实不同之处也。鄙人旧论霍乱，亦推夏日脉虚之故，知其寒薄心脏，又以少阴篇厥利并作证与霍乱比，殆无差别，因知霍乱即少阴伤寒之类。少阴者心也，然时犹以大论有五苓、理中二证。头痛发热，既与阴证不相似，且热多欲饮水，寒多不欲饮水，吐利时亦不能有此现象。心颇疑之，亦存而不论。顷与弟子孙世阳详校霍乱篇文义，乃知发热头痛身疼，皆在利止以后霍乱篇第二节。因知五苓、理中二证，皆吐利瘥后之现象。方系善后，亦于急救无干。太阴病吐利腹痛，饮理中而愈者，亦本非霍乱病也。会宁波老医范文虎，以书来质。其人本解读《伤寒论》，敢用四逆汤者，尚谓今岁霍乱用姜附多不救，唯王清任解毒活血汤治之得已。因为解其治效之由，与霍乱暴注不同之故。是为论二篇，第一篇本曩岁旧作，第二第三为今岁新作。录呈座右，未知有当于心否耶，专肃即颂兴居万福。章炳麟顿首。

章太炎先生来书二

　　铁樵先生左右，得手书奖饰逾量，并惠大著二十册，深慰下怀。鄙人少时，略读医经，闻时师夏至一阴生之说，以为比附卦象，非必实事。稍长，见夏时果多虚寒脉证，而不能得其理，或以井水夏寒为喻者，其实井水四时保其常度。夏时井水寒于空气，而非寒于三时之井水自体也，此亦不足为例证者。近数岁，乃知夏时酸素薄，血行迟，更证以汗多阳虚之理，始悟夏时心力较弱，由脉懈汗多为之，而外证之现寒象者，由心力弱为之。此事说破亦易晓，徒以天资迟钝，研寻半生始得之，亦自笑矣。大著荟萃群言，折中自己，裨益后学，效著而功宏。窥观脏腑锢病，以中医不习解剖生理，自让西医独步，唯彼中伤寒治疗，至今浅陋无胜人处，而吾土独《伤寒论》辨析最详。即入手桂枝、麻黄、大青龙、小柴胡诸方，变化错综，已非彼土所能梦到。是以医家遇此，未尝束手，惜后人争论，莫衷一是。要之，贤者贵能识大。如清代诸家解伤寒者，武断臆说虽多不免，然如柯氏知六经各立门户，非必以次相传。而阳明、厥阴二篇，则一起即为温热，此识其大者也。尤氏知直中之寒，久亦化热，传经之热，极则生阴。斯论为前人所未及，按之少阴、厥阴二篇，此类甚众，此亦识其大者也。若夫按文责义，虽甚精审，犹多差缪。盖一人精力不足办此，但于大体了然，即为不世出之英矣。大著参会群言，加之判断，迥非独任私智者比，至欲条条皆有充分确当之论，恐须俟之后生。后来提倡学术者，但指示方向使人不迷，开通道路使人得入而已。转精转密往往在其门下，与夫闻风私淑之人，则今时虽有未周，不足虑也。鄙意著书讲学，足以启诱后生。至欲与西医较胜负，则言论不足以决之，莫如会聚当世医案（医案者，即宋人所谓《本事方》也）。有西医所不能治，而中医治之得愈者，详其症状，疏其方药，录为一编，则事实不可诬矣。如君所治白喉一案，用麻杏石甘汤而愈者，能再将当时症状详悉录写，则治效自然不刊。此类医案，在鄙人亦有之，即他医当亦有之。惜前此西医治者，其名与药剂未得尽悉耳。今欲为此比较，但广征医家，录取治案，并征前此西医治案，证据既具，自无所逃。所谓"我欲载之空言，不如见之行事之深切著明也"。尊意以为何如？章炳麟顿首。夏历七月十四日。

太炎先生为当代国学大师，稍知治学者，无不仰之如泰山北斗。医学乃其余绪，而深造如此，洵奇人也。鄙人病聩，以重听故，不敢常谒先生，最为生平憾事。然因读章氏丛书，斗觉早岁为文，下笔即摹仿桐城声调，为未闻大道。始弃去诗古文词，专治医学。

自问心力有限，不敢贪多，今虽造就不深，已较前此所得为多。否则，并此区区成绩而无之，是先生之益我者深矣。本卷论三首，书两通，乃去年疫病流行时所见示者。其文字之朴茂，思想之瑰奇，引证之宏通渊雅，用笔之婉曲透辟，时贤实无此种文字，古人亦无此种文字。愿吾同学宝之爱之。假使将此三篇熟读千百遍，因而能读章氏丛书中之任何一种，可以脱凡胎，换仙骨，获益无量也。至《伤寒》霍乱篇，鄙人不敢复赘一词。因既有此三篇，比之日月之出，爝火当然不明尔。丁卯六月廿七日，后学恽铁樵谨志。

霍 乱 新 论

恽铁樵 著

李 娟 孟凡红 整理

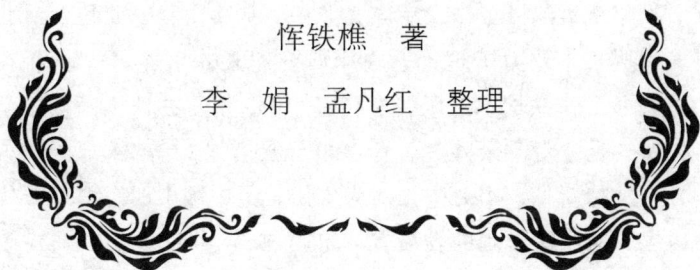

内 容 提 要

　　恽铁樵（1878—1935），名树珏，字铁樵，别号冷风、焦木、黄山，江苏省武进人，是近代具有创新思想的著名中医学家。早年从事编译工作，后弃文业医，从事内科、儿科，对儿科尤为擅长，致力于理论、临床研究和人才培养。1925 年在上海创办了"铁樵中医函授学校"，1933 年复办铁樵函授医学事务所，受业者千余人。著有《群经见智录》等 24 部医学著作，有独特新见，竭力主张西为中用，是中国中西医汇通派代表医家，对中医学术的发展有一定影响。

　　作为"铁樵函授中医学校"培训教材之一，本书介绍了传染病霍乱的病因、病状、病理、鉴别、治法、方药及亲自治验的部分医案。强调了顾护阳气是霍乱治疗的重点。书末附聂云台先生来函（此函论洞泄之理甚精）、恽铁樵遗著《霍乱新论补篇》及铁樵夫子临终遗言。

　　本书依据《铁樵函授医学讲义二十种》1933 年铅印本进行点校整理。

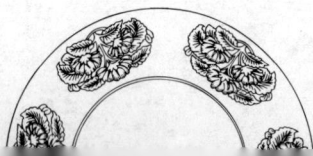

目录①

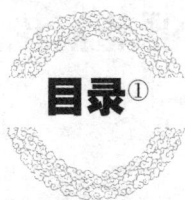

---

① 原书没有目录，为了便于查阅，整理者增加了此目录。

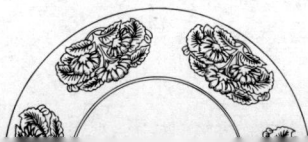

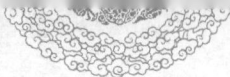

霍乱新论　上卷

恽铁樵　著

霍乱之原因

　　我知道今年夏秋间，霍乱必然甚多，其理由是因为气候太热。问：气候太热，何故有霍乱？答：此本之《内经》。《内经》论中气标本，凡本气是热，其中见之气必寒，本气是阳，其标气必是阴。例如夏气通于心，夏季是心脏主政之时，心为手少阴，其本气是热，其标气是阴，其中见之气是太阳，从寒化。所谓本气者，天气也；标气者，人身之脏气也；中见者，人身脏气变化之可能性也。准此以谈，天气热，则人之脏气应之以阴，而其变化之可能性则是寒。《内经》又云：重阳必阴，重热则寒。生物在气交中生活，所能耐之寒热均有限度，过其限度，则有反常之变，以故夏日多病洞泄寒中。洞泄寒中者，即是泄泻无度，寒化太甚之病也。故知气候太热，必然霍乱盛行，此为霍乱原因之一。

　　霍乱容易发生之场所，必然不在山野，而在都市，尤其容易发生而难得预防者，则莫如上海，此无他，因

144

为人烟稠密，房屋小而空气秽浊，此为霍乱原因之二。

劳工辛苦，则喜饮冷；贫家屋小，热则露宿；富商大贾之眷属，又喜深夜乘汽车兜风；其他尚有如游戏场等，都是造病之工厂，此为霍乱原因之三。

霍乱之病状

第一步是头昏、胸闷、泛恶；第二步是呕吐、泄泻并见，有先泻后呕吐者，有先呕吐后泻者，有腹痛如绞者，亦有竟不腹痛者，同时其指头必冷，手脚必自觉发麻；第三步，汗出如雨，手脚都冷，手冷恒至肘，脚冷恒至膝，此在医书上名为亡阳四逆；第四步，舌强，语言不清楚，指头螺门皮皱，唇色及爪甲都变紫色，须臾之间，手脚抽搐，目暗无光，此时已不可救药，一两点钟许便气绝身死。此病第一步至第四步，不过三四点钟，请医生往往不及。无论何病，鲜有如此急速，如此凶恶者，且以原因相同之故，发作则沿门挨户，诚为一种极可怕之病症。

霍乱之病理

欲明霍乱之救治法，必须先明霍乱之病理。此病第一步易治，第二步可救，第三步危险，第四步绝望。第一步何故呕泻交作？人身胃与肠恒互相呼应，古人以腹部为太阴，照现在研究所得，实是指内呼吸说。无病之人，食物入胃，则消化而下降，故云"胃气下降"；其腹部之内呼吸，则有热力上升，故云"脾气上升"。升降互相呼应，则脾胃协调；且胃气不与脾气协调，则胃气上逆而作呕；脾不与胃气协调，则肠部无弹力而洞泄。以故呕甚必见泄泻，泻甚必见呕吐。霍乱之病，呕泻并见，即是此理，以故古人谓霍乱之病，是中宫阴阳决离。痧药红灵丹、辟瘟丹等，有麝香、蟾酥辈，能取效于俄倾者，因此等药能助呼吸，增加吸酸除碳之作用，得此则外呼吸调，内呼吸亦调，脾胃升降之作用立刻拨乱反正故也。其所以汗出如雨者，即因中宫阴阳决离之故，中宫之与肌表，亦互相呼应。如脾之与胃，《内经》谓"阳者卫外，阴者内守，阴破则阳消"，是脾胃与肌表形态上有密切之关系。通常因热而排泄之汗出，与脾胃不相协调之汗出不同。排泄之汗出，汗虽多，常见一种蒸发现象，其手脚必不冷；内部阴阳决离之汗出，常呈一种涣散现象，其手脚无有不冷者。此为呕吐、泄泻、出汗三种病症同见之所以然之故。因是涣汗，体温都随之涣散，故肤冷；因是洞泄，全体水分都奔迫向下，故锐瘠而血骤干，实是躯体机能呈总崩溃现象，故三四点钟即能致命。

霍乱病机之研究

欲讲治法，须明病理；既明病理，须知病机。此病涣汗亡阳，尽人都知。又，通常名此为瘪螺痧，因患此者其螺门必瘪。岂知亡阳乃第三步事，螺瘪是第四步事，既至亡阳地步，已不可治，螺瘪已到绝望境界。此病进行之速，异乎寻常，往往不及延医。须于平时有充分常识，一见朕兆，即与适当对付，然后可免于危险。故必须讲病机，原理既明，病机可以推理而得，决不至于误事。例如亡阳是体温外散，肌肤冰冷。全身肌肤冰冷是亡阳最后一步事，前一步是四逆。四逆者，手冷过肘，脚冷过膝也。既至四逆，其病已不可治。四逆之前一步，为汗出、手腕肤凉。手腕肤凉者，为全手皆冷。更前一步，其手尚未冷，其手腕之背面与手背必先冷，此手腕背面冷即是病机。须知手掌属阴，手背属阳，凡阴虚而热之病，他处不热，手掌必热而干，用石斛、天冬、地骨皮等甘凉药，阴分得恢复，其掌热即退；凡阳虚之病，必汗出而手背冷，用附子、干姜、吴萸等辛温药，即汗敛而转热。从药效推测病理，执果溯因，却有证据，绝非信口开河、纸上谈兵之比。故见汗出、手腕背面肤冷，即可知为亡阳之朕兆。螺瘪者，因螺门司触觉，其中藏有敏妙之感觉神经，其处肌肉最丰满。霍乱之病，涣汗、洞泄，全身淋巴液如决堤溃防，此时肌肉锐削，因螺门之肉最丰，故当锐减时，皮肤郭然而宽，此处最易辨认。又，此处之肌肉，是多数小腺体并合而成，淋巴崩溃，腺体破坏，其螺遂瘪。故螺瘪为最后一步事，其前一步是螺门肉皱，再前一步是螺门觉麻。此麻之感觉，乃是螺瘪之朕兆。又，霍乱洞泄，如厕一两次，其目眶即陷，此为他种泄泻所无者，故目眶陷亦是病机之一。然则见汗出、手腕背面一块冷、目眶陷，而又有螺门发麻之自觉症，此时已可断定其病是真霍乱，绝对不致淆惑。《易》曰：见微知著，知机其神。此病机所以可贵也。

霍乱类似症之辨别

有病名"走哺"者，其病状为猝然胸闷呕吐，指头凉而汗出，颇与霍乱相似，古法用芩、连、朴、枳、栀皮等，可以应手取效。此其病状虽类似霍乱，而用药与霍乱之必须姜、附者恰恰相反，后来遂名此种为假霍乱。因有此假霍乱，而真霍乱之死者乃愈多。盖不明病理，不知病机，遇初步之真霍乱，徘徊歧路，不能当机立断；而霍乱之为病，自始至终只有三四点钟，稍一犹豫，其病遂不可为矣。今吾党从根本探讨，病理既明，此等处可以洞若观火。盖走哺之病是热聚于胃，因胃气热而上逆，故吐；其指头凉，正因热向里攻之故，绝无螺麻、手腕背面冷诸见症。又有一种中暑之病，得之烈日之下，负重行远或辛苦工作，其症状猝然头眩眼暗、泛恶而呕，甚则泄泻、汗出、指麻，与真霍乱极相似，惟其为病较浅，苟得阴凉处休息，兼进痧药，服明矾少许亦愈。此其理由因痧药能开闭，助呼吸，增进吸酸除碳作用；明矾能降浊，浊气降则清气自升，以故亦能愈。此其病因皆较浅，并无如前列真霍乱之原因，故其病易愈。若以此为例，用痧药、明矾治真霍乱，则不能取效而误事矣。此病与真霍乱异者，真霍乱之发作，常伏病一两日，有病因，复有病缘，然后发作。至于症状亦不同，此病虽出汗，不是涣汗；虽泄泻，不是洞泄；虽手麻，是血行太速，不循常轨，四末感贫血而麻；若真霍乱之手麻，则因水分崩溃，螺门之腺体因锐瘠感变化而麻。故同是手麻，却同而不同。又，中暍之出汗，手腕之背不冷；中暍之泄泻，眼眶上廉不陷。若有前列种种原因，伏根于前，发病时即为真霍乱，眼眶陷、手指麻、腕背冷三条件毕具矣。

霍乱用药之研究

所贵乎审察病机者，为求用药有标准。医生治病，以小心谨慎为第一义，若于此种病，却非大胆不足以对付。仲景用承气非常之审慎，先之用调胃承气，视其失气与否，然后定可攻与不可攻；又教人用大承气之法，必须绕脐痛拒按，胸腹两部拒按，手足漐漐汗出等种种标准，可见其小心谨慎之态度。至于他种药方，常温凉、攻补互相配合；惟大承气只厚朴、枳实、大黄、芒硝，四逆汤只附子、干姜，不用甘草、人参、大枣等为佐，可见其对于急病一种大胆应付之态度。胆出于识，苟辨证不审，病机不明，何能大胆？故治真霍乱之病，当病初起在第一、二步时，此时尚未至于不可收拾之境界，但留心考察病机，条件既具，便须大胆用药，不可畏首畏尾。

真霍乱之涣汗，其症结在心房弱，故西法用强心针有效，中法用四逆汤亦效。其所出之汗，是血中之水分，止水莫妙于盐，故西法用盐水针有效，中法《圣济方》中有用盐与生姜两味者。此方余未尝试验，然以理揆之，可以知其必效，因盐能止水，姜能回阳。真霍乱之呕，因吸酸除碳之作用败坏而呕，故西法十滴水中有樟脑，此与中药痧药红灵丹、辟瘟丹等之有麝香同一理由。比类而观，可谓中西医术同出一轨。能知病理，能知病机，能知药效，如上所说，虽懦怯之夫，当此殆无有不能大胆者。所谓大胆者，病机既得，当用附子、干姜，附子以钱半为中剂，三钱为重剂，姜半之；若用姜、萸、附者，吴萸半附子，姜半吴萸，尤其妥当；若用十滴水者，以一瓶为轻剂，两瓶为中剂，三瓶为重剂；若用辟瘟丹者，一分为轻剂，两分为中剂，三分为重剂，可以应手取效。病在第二步，得药即愈于第二步，决不致有第三步；病在第一步，得药即愈于第一步，决不致有第二步。弥患无形，所得之便宜，巧历不能计算。吾所以独举辟瘟丹、十滴水、附子、吴萸、干姜者，因此三种药曾有多次之经验，能洞彻中边，知其无流弊故也。

问：何以萸半附、姜半萸更好？且前文谓四逆汤不用副药，是仲景大胆，今加吴萸，亦有说乎？

答：附子是少阴药，在足少阴能温肾，在手少阴能强心；干姜是太阴药，能温暖腹部，使肠部增弹力；吴萸是厥阴药，能开胸痞，能止呕。霍乱之为病，其症结即在此三处，故加吴萸，较之原方更好。古方原语人以规矩，原不禁止人变通。吴萸力量甚雄，是将药，绝非甘草、人参等国老药之比。洞泄之泻，非姜不止；亡阳之汗，非附不敛；阴阳决离之胸痞，非吴萸不能纠正。附子、吴萸，其力雄，其效捷，其性下行而无持久力，姜则性缓而有持久力。古人谓"吴萸走而不守，干姜守而不走"，其说是也，故萸、附不妨多用，姜则不宜过多。如其附子用三钱，干姜一钱半即嫌太多，因病既除之后，干姜之效力依然存在，尔时必见热化过当之症象。若用凉药救济，则非法；不用凉药救济，热化太过，将有他种症继续发现。故当最初用药之时，不能不注意后来流弊，所以说姜半吴萸则更好也。附子是主药，当须倍姜、萸。此病用附，以熟附为宜。

问：洞泄而见眼眶陷，其理若何？用此为标准，能真确不与他种泄泻相混否？

答：霍乱而见洞泄，如厕仅一二次，其眼眶即陷，其陷处在眉棱骨之下、眼球之上缘，他处不陷，独此处陷。他种泄泻不陷，独霍乱之泄泻必陷，此与手背一块凉为亡阳之机兆，均为余苦心思索而得者。霍乱之涣汗、洞泄为体工之总崩溃，其所损失之水分，是血液与淋巴液，而首当其冲之脏器是淋巴腺。眼眶四围皆泪腺，是淋巴腺之一种，其地位高，故此处先见其陷。此与螺瘟同一病理，螺瘟乃螺门下之腺体枯也。此病初见洞泄之时，眉棱骨下之肌肉陷下；洞泄至五六次以上，即眼眶四围均见黑色；若至第三步时，病者目暗无神，视物不见，是即腺枯显然之层次。且更有一事可以互证者，水肿之病是肾脏失职，不能排泄，水无出路，聚于皮下，则为水肿；当全身未肿之时，眼下廉必先肿，所谓"眼下卧蚕"是也。眼下卧蚕是

水肿之朕兆，与眼球上缘下陷为洞泄之朕兆，恰成一
正比例。洞泄为水分损失，其机兆见于眼球上缘；水
肿为水无出路，其机兆见于眼下廉，此因水性就下，
所以如此。若就药效方面说，亦极明了而真确。水肿
之病忌盐，因得盐则汗腺与内肾都不能排泄水分；而
霍乱之为病，则用盐可以挽救。病态、药效显然与人
以可见者有如此，故吾常谓形态之学有时优于解剖，
惟其如此，故他种泄泻绝对不能与霍乱相混。

问：所谓病因、病缘，其事何如？

答：此不过体工之忍耐力。例如露宿或深夜坐汽
车兜风，此可谓霍乱之病已下种子，所以不即病者，
因躯体有忍耐力；若第一日兜风，翌日再兜风，或通
宵饮博，或房室，皆是病缘，忍耐力有一定限度，过
其限度，病则猝发。明乎此，则霍乱预防之法，可不
烦言而解决。穷苦人有不能避免之处，全赖人群互助
之救济；若富贵人本可以避免，而不知避免，真是自
作孽不可活。

问：内呼吸是若何一回事？

答：动脉从心左下行，分歧而为小动脉，再分歧
而为微丝脉管，大小动脉皆载血以行，微丝脉管则输
送氧气以供给各组织；随即收集各组织中碳气，载之
以行，微丝脉管渐渐集合而为小静脉，又渐渐集合而
为大静脉，从右而入心。此动静脉之交，微丝血管所
营之工作，恰恰与肺动脉及肺静脉之间之微丝血管所

营吸酸除碳之工作为相对的，故小循环之吸酸除碳是外呼吸，大循环之输酸收碳为内呼吸。此种内呼吸关系甚大。此种微丝血管亦遍身皆是，然虽遍身皆是，其重心却在脐下同身寸一寸半乃至三寸之处，所谓气海、关元者是也。西国解剖、生理学都不如此说，惟中国道家讲吐纳之术，必注意丹田，此丹田即内呼吸重心所在之处，证之事实甚确。中国旧医书所谓脾，本无定所，不可凿解，拙著《伤寒后按》中曾言之，兹不具赘。因所谓脾，所谓足太阴，不是指一脏器，余就形态考察，以为霍乱之阴阳决离，惟内呼吸可以当之。此虽不见经传，然实与事实不甚相远。

问：手脚麻是何故？又何以说手脚麻与螺门麻同而不同？

答：血在脉管中行，有向心力，红血轮在中，血清在四旁，西医书谓之血流成轴。若用带紧缚一肢，则血行缓，缓则无向心力，其红血轮乃渐渐散之脉管之外，如此则被缚之一肢必然觉麻；去其所缚之带，必感麻如针刺，久久乃恢复常态。当其麻如针刺时，即外散之红血轮重新再入脉管之故。霍乱之手脚麻亦与此同理。盖中暑则血行速，因大小脉管中血行太速之故，微丝脉管中之血反因压力不匀之故，凝泣不通，如此则内呼吸之工作可以陡然停止，内呼吸既停，外呼吸应之，此时则感窒息。肺气不通，胃气应之，立即泛恶。因微丝脉管中无血，其时面色必苍白；同时小脉管中血行缓，不复有向心力而成轴，其红血轮则散之脉管之外，于是觉麻。四末离心房较远，此种变化必先见于四末，此所以首先感觉发麻之处，必在手指与脚趾。若螺门发麻，则因水分损失者多，螺门下腺体感枯瘪而麻，此必见之于洞泄两三度之后，故云螺门之麻与手脚之麻同而不同。

辟瘟丹 验方

功用：治时行痧疫初起，呕恶，霍乱转筋，吐泻，绞肠腹痛，中风，中暑，中痰，卒然倒地，不省人事，山岚瘴疠，瘄疹初起，烂喉，瘾疹，伤寒，疟疾初起，肝胃疼痛，久积哮喘，呃逆，心腹胀满，周身掣痛，二便不通，虫积蛊毒，癖块，妇女腹中结块，小儿惊痫，十积五疳，痘后余毒，无名肿毒。

药品：羚羊角、朴硝、牙皂、广木香、黄药、茅术、茜草、黄芩、姜制半夏、文蛤、银花、川连、犀角、川厚朴、川乌、玳瑁、大黄、藿香、玄精石、广郁金、茯苓、香附、桂心各三两、赤小豆、降真香、鬼箭羽、朱砂、毛茨菇、大枣各四两、甘遂、大戟、桑皮、千金霜、桃仁霜、槟榔、蓬莪术、胡椒、葶苈子、西牛黄、巴豆霜、细辛、白芍药、公丁香、全当归、禹余粮、滑石、山豆根各一两、麻黄、麝香、菖蒲、水安息、干姜、蒲黄、丹参、天麻、升麻、柴胡、紫苏、川芎、草河车、檀香、桔梗、白芷各二两、紫菀八钱、芫花五钱、雌黄、琥珀、冰片、广皮、腰黄各一两五钱、斑蝥三十只、蜈蚣七条、石龙子三条。

制法：各研净粉，糯米糊为锭，每重一分，密收，勿泄气。

用法：每服一锭，重者倍之，小儿减半，周岁儿一二分，熟汤或温酒调下。如急暴恶证，不限锭数。小儿痘后余毒，磨敷患处，已有头者，圈头出毒。无名肿毒，醋磨敷之。

杂论：此方攻病之力极大，不伤元气，夏秋感症服之，无不应手立效。取汗、吐、下，三者得一为度。若服之过少，药力不足，未免自误。虚弱之人，宜乘病症初起，元气未漓者，急服立效。倘迟延多日，邪气入里，正气已亏，神昏自汗，则宜斟酌。然香味甚重，孕妇三四个月，胎气不足者，忌服。如月足、胎元实者，遇此急证，不妨酌服。

附： 十滴水药方

印度麻酒六钱四十滴　樟脑酒六钱四十滴　樟脑杂酒八两四钱　姜酒四两二钱　淡氢盐酸一两五钱二十滴　薄荷酒一两五钱二十滴　辣椒酒六两五钱二十滴　白兰地酒二两四钱　淡硫酸二钱

本篇尚有当补充说明者如下

一、肢麻有不因泄泻而亦麻者，其所以然之故，因夏日空气中所含养素较少，人之躯体略为受热，容易感窒息而出汗，如此则血行缓，过其适当之限度，则血行无向心力，此时手脚亦感麻。其麻之理由，仍是红血轮透出脉管之外。又，痢疾滞下次数频，而汗出多，亦有眼眶陷者；暑温症，手背亦多凉者。是故诊霍乱之病，当深明病理，从各方面合并考虑。

二、辟瘟丹，不但真霍乱可服，即中暑之病形似霍乱而实非是者，亦可服。小孩急惊，用此药一分许，尤有奇效。因此方是千金派合七十五味药之总和力以取效，与寻常方药不同。不过中暑之病，一分、半分已足；若真霍乱，则必须二分，且必须辟瘟丹之外，再服十滴水，其重者必须再服四逆汤。

三、十滴水，现在市上流行者，各家之药都不同，大半都用鸦片烟，又有用伸筋草者，此种方子恐不能算得真正良方。本书所列之方，是从美国西医处抄来，最是平正有效之药方。但得病机不误，标准不误，可以应手取效。虽名为十滴水，最少当服半瓶，病重者酌量多服。

四、腹痛，此病有腹中疗痛者，俗名绞肠痧，但亦有不痛者。西医以不痛者为真霍乱，痛者为假霍乱，此语恐不妥当，今试为研究如下。

其一：霍乱所以有真假之分者，因真霍乱是汗出亡阳，故第二步见四逆，必须辛温回阳；假霍乱如走哺，乃热向里攻，须消暑清热，假使误用辛温，病即增剧。因两种病用药温凉相反，故必须辨别病属何种，然后可以论治。但所谓药性温凉，乃中国医学上事，西国医学向无药性温凉之说，则西医所谓真假霍乱究竟何指，尚有待于考虑。其次：霍乱何故有腹痛？何故有不腹痛？此痛之所以然之故，亦当研究。

按：现在吾侪习见之腹痛，凡食积痛则在当脐，其重者常连及胸脘，此种是燥矢与阑门之括约筋相持而痛；痢疾有腹痛者，因滞下宿积，不得出而痛。其他肝气痛地位高者，痛处常在胁下；其连及子宫、卵巢部分者，痛处恒在小腹偏左。其盲肠炎肿，则在脐之右旁。女人经闭因瘀血，而其痛处恒在右面胁下。夹阴伤寒，局部受寒而痛，痛处则在小腹。疝气痛，痛处恒在小腹之下半。太阴感寒而痛，则常满腹胀痛。此种种痛，简约言之，炎肿则痛，血瘀不通则痛，宿积不下则痛，此外则无有能使痛者。今霍乱之为病，决非炎肿与瘀血，此不待辨而自明者。然则绞肠痧之腹痛，其为有大块结粪，猝然欲下而不得，与阑门括约筋相持，因而作痛。此推测而不误，则有结粪者痛，无结粪者不痛；初起结粪与括约筋相持则痛，结粪既去，无物为梗则不痛；其有痛之时间甚长，亦是结粪不得去之故。观伤寒阳明腑证，热结旁流之病，粪块尽管不除，一面却尽是洞泄，可知体中之水分有别道可以入大肠壁膜，不必由小肠过阑门，然后入大肠。准此以谈，以痛、不痛辨霍乱之真假，殆不可为训。

因阴阳离决，躯体中水分呈总崩溃之现象，有结粪与否，非其病之主要症结也。

五、霍乱之善后，通常都以为宜用五苓散，鄙意此亦不可泥。五苓散主要之功用，在利水。霍乱之为病，幸而得救，因涣汗、洞泄之故，体中水分损失太多，其继起之病症，多半属阴虚而热症象，利水实非其治。其有因引饮太多，呈水逆症状者，当然有利水之必要，是当以见症为主。又，附子、干姜或十滴水，用之稍多，霍乱愈后其人常目赤口干，此时却不得用寒凉之药，生甘草、石斛、生地等多半可用，若石膏、芩、连等多半不可用。因体工须俟其自复，不得用药力强制。若辛温大药之后，遽用苦寒之品以为救济，则脏气必乱，是治丝而棼也。

近来我国知识阶级对于医学之论调，大都以为中医无用，中药则有效，于是多数人以科学方法研究中药。鄙意以为此是西医采用中药所当有事，于中国医学无关。又有一种主张，以为中国只有效方，并无医学，但得老于医者，肯将其经验效方公布，如从前《局方》之所为，即已尽改良之能事。此说亦属可商。鄙意中医之病，不在无药方，而在无标准，其所以无标准者，则因不明病理，不知病机。明病理，识病机，然后是医学。否则，《千金》《外台》而下，乃至《验方新编》所谓成方、效方无虑千万，罗列满前，不能应用，可谓等于无有一方。即如霍乱之病，自古未有能剖析病机，使真假霍乱了然无疑者，以故上海一埠当霍乱盛行时，时疫医院至不能容，而中医则袖手旁观，有隔岸观火态度。中医而不欲自绝于人，亦何能长此终古哉？余因衰病事冗，久欲说明此事，而畏其缴绕，乃今始能为之，虽不必便是定论，大段固自不误。宏达君子，如其以为刍荛可采，其有未当处，董而正之可也。

注意：（一）猝然发作；（二）吐泻交作；（三）手背冷汗出；（四）眼眶陷；（五）手脚麻。

必先有一、二两项，兼见第三、四、五项，然后是霍乱。否则，不是霍乱，不得乱用附子、干姜。夏秋间，类似症甚多，说明详下卷。

民国廿三年岁甲戌六月初二　铁樵自跋

霍乱新论　下卷

铁樵　口授

受业蒋可久　笔述

古书言霍乱者，都不甚可晓，文字简略，亦无治法。然霍乱之分类，毕竟从古书来，故《内经》《灵枢》、巢氏《病源》所言，不能不略加探讨。《证治准绳》云：《内经》有太阴所至，为中满、霍乱吐下。有土郁之发，民病呕吐、霍乱吐下。原注云：此湿土霍乱，即仲景五苓散、理中丸之类。有水土不及，风乃大行，民病霍乱、飧泄土虚风胜霍乱，即罗谦甫桂苓白术散之类。有热至则身热、霍乱吐下。热霍乱，即《活人书》香薷散之类。

《灵枢》：清气在上，浊气在下，清浊相干，乱于肠胃，则为霍乱。巢氏《病源》：阴阳清浊，二气相干，乱于肠胃，因遇饮食而变发，则心腹绞痛。挟风而实者，身发热，头痛，体疼，虚者但心腹痛而已。亦有因饮酒、食肉、腥脍、生冷过度，居处不节，或露卧湿地，或当风取凉，风冷之气归之于三焦，传之于脾胃，水谷不化，皆成霍乱。

铁樵按：《内经》《灵枢》所言均主脾胃，凡言土，在脏为脾胃，在六淫为湿，在时间为六七月。胃为阳明，脾为太阴。阳在上，其气下行；阴在下，其气上行。阴阳倒置，则吐泻交作，所谓"清气在下，则生飧泄；浊气在上，则生䐜胀"是也。阴阳离决，则吐泻交作。胃气不下行，不与脾相应；脾气不上升，不与胃相应。巢氏《病源》本之，拙著《霍乱·上卷》亦即指此。脾为太阴，喜燥不喜湿，燥热过当，不过脾约，不遽病也。故热胜者，其病恒在胃，不在脾，且六七月盛暑，人体应之以寒，假使湿淫为病，都属寒湿。寒湿之邪，中于太阴，则脾气不上升，不与胃相应，而成阴阳决离之局，则吐泻交作，故属寒者方是真霍乱。中暑只是呕，虽或见泻，其泻不洞泄，见热象而不见寒象，其病在胃不在脾，则不是真霍乱。此病理之最显著，而容易明白者。

干霍乱　干霍乱者，病者异常不适，欲吐不得，欲泻不得，面色多隐青，唇色多隐白，亦有黑者，其脉常伏，其胸腹常痛。其病亦猝然发作，其发病之时间亦多在六七月，病之甚者亦见四逆，有有汗者，有无汗者。初一步，往往寒热之症状不易分别；继一步，爪下色紫，唇色转黑，血不得行，心房寂，气急，目无神，即已在临命之顷。此种是最速者，自始至终亦不过三四点钟，但如此者甚少，寻常所习见者，往往延至一日、二日。其与霍乱不同之处，只是欲吐不得，欲泻不得。真霍乱呕泻交作，水分崩溃，其洞泄必较呕为甚，同时亡阳、涣汗，因水分损失过多，血色变紫。后文引证《欧氏内科学》所说病理，最为明白。干霍乱只因呕泻不得之故，水分并不损失，其致命之点全在血不得行。血先死，故爪下与口唇都见紫黑色。古人谓此为闭症，先用盐汤吐之，再用夺命丹开之。又云：十指螺门可刺。又云：病者头顶必有红发一茎，须拔去之。愚按：此事不曾经验过，但照病理推求，红发之说甚不经，亦无理由可言，恐不足为训；刺螺门亦非是，必先血停止不行，然后爪甲口唇呈青黑色，此时刺之，于血之不行丝毫无补。若云先刺，亦不妥当，因此螺门不能助血行。夺命丹之有效成分在巴豆、南星、麝香，但其中有轻粉，亦不妥当。西医常用甘汞，甘汞与轻粉可谓同类药，但轻粉是大毒剂，常有遗患，不可救济。故鄙意以为此等药当敬而远之，不食马肝，未为不知味也。盐汤探吐，却好，但干霍乱为急性凶恶之症，仅仅盐汤何能济事？然则奈何？曰：仍当研究病理。真霍乱为病，既如上卷所说；干霍乱何以欲吐不得，欲泻不得？则其病不在脾胃故也。

干霍乱，轻者常心痛此云轻，谓是干霍乱之轻者，并非病轻，其痛异常之剧，因痛甚之故，至于脉伏、血紫；干霍乱之重者，则不止心痛，必兼见四逆、亡阳、气急诸症。轻者是中手少阴之经，重者兼足少阴。

此不当云"寒邪直中少阴"，当云"寒邪直中手少阴之经"。所谓"经"者，是经常之气，乃血行之路径。云"手少阴之经",即是心房附属脉络血行之场所,此不指大小血管言,专指微丝血管说。大小血管不过载血以行,微丝血管方有输酸吸碳之作用;血清浸润各组织,亦惟微丝血管方有此作用,此即所谓"经气"。微丝血管多至成丛。仅指大略说,则以地位分,视其痛处所在,而知其属于何经。手少阴之经气,其地位在中脘正中,若痛处在中脘略偏左者,是胃痛;略偏右者,是肝痛;略上,在肋骨之内者,是肋膜痛。

凡中脘痛,欲呕不得,欲泻不能,不问其唇色青或黑、爪甲或青紫与否,都属寒症。所以然之故,手少阴标阴而本热,中寒则其脉凝泣不通,不通乃痛。假使是热,则舌尖绛痛,血色必华,因血通之故,绝对无剧痛之症。且热从外面侵入者,往往阳明受之;热从里面自身发生者,往往肝胆受之,都与手少阴无涉。凡痛在胃者,必呕,所呕是食物;痛在肝者,亦呕,所呕是酸水;痛在肋膜者,不呕,却必见咳嗽气急,都与手少阴证绝对不相混。此可以诊而知之,问而知之,望而知之。此种病势虽暴,是急性病单纯症,毕竟浅而易治。最好用外治法,其方如下。豆豉五钱、鲜石菖蒲三钱、小茴香一钱五分、公丁香三十个、香葱五茎连根须、老生姜二两、酒药鸽蛋大一枚此即造酒用之酵母,又名并药。

上药,石臼中捣烂,和热饭,做一饼,置病人胸脘间,不及五分钟,即觉舒适,干呕与痛都能停止。

此方，三十年前得之一湖南老医，其中酒药一味或无购处，可以不用。余尝以意变通，用制川乌、桂枝亦效，用盐拌炒，布包，运熨，良效；若研末，与艾叶拌匀，用布包，缚胸脘，亦效，不必饭拌也。前数日，余家有一婢，已嫁，忽患胸脘痛，欲呕不得，身俯不能直立，唇舌都不热化，其痛在中脘正中。确是寒邪直中手少阴经，当予以此方，教隔布一层，缚胸脘，隔宿，其病若失。又，茴香一味，假使病者是女人，在乳儿期中，以不用为是，因此物能使乳汁减少。

至于内服药，开闭温经，辟瘟丹、十滴水都可用。其兼足少阴者，辄见汗出亡阳，面色发黑，中脘痛，干呕而气急，如此者却是危症，古法用吐法。仔细考虑，呕恐不能任，气急是冲气上逆，小腹部必痛，面黑亦因肾病之故，宜附、桂并用桂是桂心，不是桂枝，每用不过二分；其上面是闭，仍可用辟瘟丹开闭；中脘是寒，仍可用外治法。但此种病极少，鄙人尚未有充分经验，且以病理衡之，患此者恐不易挽救。若溽暑中，节欲节食，勿贪凉，则绝对不患此病也。其属热者，依然是中暍之病，不是霍乱。因闭之故，有欲呕不得，与干霍乱相滥，但见症则完全不同，必目赤、口干、唇绛，爪下血不紫，胸脘不痛。

妊娠霍乱 《证治准绳》有妊娠霍乱，但有其名而无治法，仅云"多致损胎"。余按：凡女人有孕，绝少病霍乱者。余固未曾经见，或者非绝对无之，然妊娠不病霍乱，其成分当在百分之九十以上。所以然之故，子宫所在之处即是内呼吸重心所在之处，但有孕，则冲任部分热力倍于寻常。因冲任与肝脉相连，与胃亦相连，以故当孕之初期辄呕；孕之三四月后，胃力辄异常之强，惟其如此，其输酸吸碳之工作较之平常强盛倍蓰，所以不易病霍乱。霍乱之病，救治当用麝香、樟脑、蟾酥等开闭之药，而有孕则忌麝香、蟾酥等药。可巧有孕不易病霍乱，此亦天然设施。细观天地间自然律，恒相容纳而不相矛盾，妊娠不病霍乱，是其显著之一例。

产后霍乱 《准绳》又有产后霍乱。按：此亦不经见之病，大都盛暑坐蓐，恐产妇感寒，不敢开窗，则容易受热，其病与中暍同，多半是闭。病在胃者，闷眩而呕，痧药辟瘟丹等可以酌用；病在脾者，亦复致泻，所以致泻之故，则因表虚生内寒，生化汤中本有炮姜，假使病者汗出、手腕背凉、口味淡，唇舌不从热化者，生化汤中可以加炮姜四五分、毕澄茄四五分、木香一二钱，为效甚良。不宜单纯用四逆或四顺。

寒热错杂、温凉药并用之理由 《名医类案》云：江篁南治从叔于七月间得霍乱症，吐泻转筋，足冷，多汗，囊缩，一医以伤寒治之，增剧；江诊之，左右寸关皆伏不应，尺部极微，口渴欲饮冷水，乃以五苓散与之，觉稍定；向午犹渴，以五苓散加麦冬、五味子、滑石投之，更以黄连香薷饮冷进一服，次早脉稍出，按之无根，人脱形，且吃忒，手足厥冷，饮食不入，入则吐，大便稍不禁，为灸丹田八九壮，囊缩稍舒，手足稍温；继以理中汤二三服，渴犹甚，咽疼，热不解，时或昏沉，乃以竹叶石膏汤投之而愈。

铁樵按：此案前半可疑处甚多，云"吐泻转筋、脚冷、囊缩"，不云"手冷"，是下厥，下厥者当上冒，如后文拙诊方姓医案是也。假使下厥上冒，则为厥阴证，其热在上，若用五苓散，其中有桂枝。凡热病用桂枝，头必痛，甚则衄；热厥，衄则难治。今用五苓散而瘥，则非热厥；既非热厥，手脚都当温，不当但云"脚冷"，此其一。又，凡厥阴之症，重者可以阳缩，女人则乳缩。所以然之故，厥阴之脉环阴器，不环肾囊，然则当云"阳缩"，不当云"囊缩"。就实地经验言之，小孩之病，热甚者囊纵；若肾囊皱如胡桃壳，在小孩为健体。今云"囊缩"，亦殊可疑，此其二。又云"一医以伤寒治之增剧"，不知所谓伤寒治究用何药，亦嫌说得不清楚，此其三。又，脉寸关皆伏，尺部极微，是寸关无脉，尺部有脉，亦与症不合。凡转筋而脚冷，必然其头不冷，如此者，当寸口有脉，尺部无脉，此其四。多汗，渴引水，得五苓稍定，即因桂枝能止汗，茯苓能治水逆之故，于理论上说得过去。黄连香薷饮则非是，香薷能发汗，能解暑，能利小便，中暍之病当然有效；真霍乱，浑身水分呈总崩溃现象，香薷非其治，黄连尤谬，所以然之故，无论中暍，无论霍乱，汗多则心房必弱，不当更用黄连泻心，此其五。凡此五点，均属可疑。絜证与生理、病理不合，可以断定是古人错，因为生理、病理之形态决不会错。云"次早脉无根，人脱形，且吃忒，手足厥冷"，此明明是前一日误治，否则何至于此？经过照伤寒治而误，复经过黄连、香薷之误，然后其病增剧，则与真霍乱之猝然发作四五钟即死者，其病不同，不辨自明。以上所说，是指此医案之上半截。至于下半截，亦极恶劣。

其云"食入即吐，大便不禁，复加呃逆，手足厥冷"，此其病理有显然可见者，因胃逆，故食入即吐；因脾与胃不相协调，故大便不禁；因脾胃阴阳离决，所以呃逆而四逆。凡呃逆之症，皆横膈膜痉挛。而横膈膜之所以痉挛，亦有多种，最普通者，胸腹两部气压不匀，求中和而不得，则痉挛发作；其次，寒热之变动太剧，客气聚于胸中，则亦压力不匀而痉挛，有属热者，亦有属寒者。呕逆泄泻，手足厥冷，加以脱形，则其病属虚寒，胸中全无热力，此时危险已至峰极，艾灸丹田乃是治此病正当办法。所谓丹田，即气海、关元穴，脐下一寸半为气海，脐下三寸为关元。此处，古谓之三阴交，正是内呼吸重心点所在。用艾灸此处，与服大剂附子同，因附子之药位亦在此处，而为势较捷，恰恰是救四逆亡阳正当办法。

继服理中汤，则阳回而脾胃离决者得恢复，手足温而泻止。

其所以咽痛、热不解、神气昏沉，则因亡阳之时血中液体损失太多，红血轮增多，酸素自燃，热力亦增多，其见症唇干绛、舌质绛、口渴、目赤诸热象同时并见。热则上行，所以咽痛，此与后文所引《欧氏内科学》霍乱反应期之病理可以互证，以故用竹叶石膏汤得愈。但就鄙人经验言之，竹叶石膏汤虽愈，必有后患，因先前治以极热之药，其后用极凉之药，出入过大，则生活力不能支，其脏气必受伤。凡霍乱服热药过当，见目赤、躁烦、唇舌干而口渴，病人横直都感不适，此即等于《伤寒论》所谓懊憹，用栀子、豆豉为效最良，且稳当而无流弊。吾故云此医案之下半截亦极恶劣，鄙意屏除客气，平心研究，详细说明，霍乱之病可以彻底解决。似此种医案，必须纠正，并非以胜古人为荣也。

近来所诊中暍症，可以供参考者

方下　七月廿一日　初诊

壮热四天，昨天始得汗，现在又无汗，面赤唇干绛，手掌热，手腕背亦热，神志不清楚，有谵语。夏月感寒，肝胆从热化，成下厥上冒之局，所以面赤而脚冷。病属重险之候。

香薷三分　淡芩一钱　鲜藿香一钱五分　银花一钱五分

薄荷_{一钱} 竹茹_{一钱五分} 西瓜皮_{三钱} 荷梗_{一尺} 胆草_{酒炒,二分} 枳实_{一钱} 花粉_{一钱} 生甘草_{六分} 辟瘟丹_{半分,研冲}

当日晚改方,去香薷,加梨汁一酒盅、西瓜汁二酒盅、辟瘟丹半分。

方下　七月廿二日　二诊

表热较退,已有汗,神识仍不清楚,仍有谵语,胸脘硬、拒按,有矢气,此有积。病情较昨日略好,仍旧在至危极险之中。此虽有积,不能用承气,因下厥上冒,冒是虚象,悍药下之,恐其有变。

枳实_{一钱} 鲜藿香_{一钱五分} 腹皮_{三钱} 银花_{一钱五分} 赤白苓_{三钱} 竹茹_{一钱五分} 焦谷芽_{三钱} 冬瓜子_{三钱} 川贝_{三钱} 薄荷_{一钱} 钗斛_{三钱} 白薇_{一钱} 紫雪丹_{二分,冲} 枳实导滞丸_{六分,入煎} 皮硝_{三钱,隔布一层,缚当脐。}

当日晚改方,去紫雪丹,又去皮硝。

方下　七月廿三日　三诊

神气清楚,脉颇静,表热亦退,舌质不红。是里热亦无多,惟大小便不通,当通之。

现在最要者是慎食,假使吃坏,却不得了。

钗斛_{三钱} 竹茹_{一钱五分} 楂炭_{三钱} 赤白苓_{各三钱} 枳实_{一钱} 焦谷芽_{三钱} 腹皮_{三钱} 炒车前_{一钱五分} 鲜藿

香一钱五分　梗通八分　生甘草六分　归身三钱　银花一钱
五分　绿豆衣三钱　西瓜皮三钱

　　方下　七月廿八日　四诊
　　热退，大便迄未行，舌苔白厚，胸脘闷。中下焦
都有积，神气则清楚，须设法通大便。
　　郁李仁三钱　归身三钱　川贝三钱　川连炭二分　麻
仁三钱　细生地三钱　枳实一钱　瓜蒌霜一钱五分　柏子仁
三钱　梨汁冲一酒盅　鲜藿香一钱　炒栀皮一钱

　　方下　七月卅一日　五诊
　　不形寒，发热有定时，舌苔厚腻，胸脘闷甚，遍
身骨楚，手腕①背凉，舌苔乍看是干，仔细省察却润，
口味淡。阳分虚而有湿，其病从中暑来，现在反见寒
象，颇为可虑。
　　川连姜炒,二分　秦艽一钱　竹茹五分　川贝三钱　制
小朴姜炒二分　归身三钱　焦谷芽三钱　辟瘟丹吞服半分
瓜蒌霜一钱　枳实五分　腹皮三钱

　　方下　八月六日　六诊
　　诸恙均见瘥减，神气仍不爽慧。其病由中暑转属
湿温，现在阳虚，阴亦虚。虽见瘥，却是难治之候，

――――――――

　　①　腕：原作"脘"，据文义改。

调护方面须十分注意。

川连二分　归身三钱　钗斛三钱　吴萸三分　竹茹三钱
秦艽三钱　茅术四分　枳实一钱　赤白苓各三钱　鲜藿香一
钱五分　辟瘟丹半分研冲

方下　八月二日　七诊

神气、脉象、舌色都较好，热退，二便自可。现
所苦者，是头痛，据说是空痛。重病初愈，虚固其所。

归身三钱　佐金丸入煎三分　生熟苡仁各三钱　钗斛三
钱　鲜藿香一钱五分　冬瓜子三钱　细生地三钱　茯苓三钱
枳术丸入煎一钱

方下　八月三日　八诊

脉、舌、神气都好，现在所苦者，胃口不开，大
便不行，头仍痛。无食积证据，且虚甚不可攻。

浮小麦五钱　冬瓜子三钱　钗斛三钱　红枣五个　鲜
藿香一钱五分　归身三钱　赤白苓各三钱　木通八分　细生
地三钱　生熟苡仁各三钱　炒车前一钱五分　佛手一钱五分
川贝三钱

方下　八月五日　九诊

大便次数太多，量少，恐其转痢。现在色脉、神
气都好，须慎食。

归身三钱　扁衣炒三钱　冬瓜子三钱　麦冬三钱　建

曲炒一钱　钗斛三钱　木香一钱五分　茯苓三钱　细生地三钱　鲜藿香叶一钱五分

潘太太　六十三岁　八月四日　初诊

肢冷，汗多，目眶下陷；患痢，红白并下，无次数；腹痛，粪中且有血，舌质红，舌苔糙，舌面有裂纹，微气急，渴而引饮。高年撄此重症，当然有大危险。

油当归三钱　煨木香一钱五分　钗斛三钱　白头翁酒洗三钱　川连炭二分　细生地三钱　乌犀尖①磨冲一分　茯神三钱　浮小麦五钱　生白芍一钱五分

肢冷、汗多、目眶下陷，与《霍乱新论·上卷》所说目眶陷、手腕背凉、汗出相滥，惟痢疾有此症象。其他暑湿温症，里热而手腕背凉者甚多，虽兼泄泻，目眶不陷。此病舌质红、舌苔糙，是即因汗出太多，血中液干，《欧氏内科学》所谓"血比重增高，红血轮增多"者是也。故虽目眶陷、肢逆、汗出，不得用温药。医生若喜用附子，而于此等处不省，则闯祸矣。

女婢引弟　八月一日

香薷三分　秦艽一钱五分　木香一钱五分　薄荷后下一钱

---

①　乌犀尖：犀牛角为国家级保护动物药，禁用药。此处为存原貌而保留，如临证请改用相应替代品。

川连二分　荷蒂二个　防风炒一钱　制小朴二分　鲜藿香一钱五分　赤白苓各三钱　银花二钱　西瓜皮三钱　辟瘟丹半分研冲

其症状初起形寒、胸闷、泛恶，旋头痛、壮热，有汗不解，口渴、饮水即吐，滴水不能下，腹痛、泄泻，所下粪水甚臭。当夜药后热退，而呕泻依然，一夜约七八次；次日原方去辟瘟丹，改用紫雪丹二分，吐泻即止。

《欧氏内科学·亚细亚霍乱篇》，与拙著《霍乱·上卷》各要点，互相映证。余著《霍乱·上卷》以病形、病态为根本，与抄书者绝对不同。脱稿之后，检查《欧氏内科学》，觉其中可以互相映证者甚多，病理固不厌详求，得此则霍乱可以彻底解决也。《内科学》说霍乱之粪，是米泔样粪水，此语极为扼要。米泔样粪水，实是乳糜汁，乃淋巴管下口贮藏之物，已经消化，未被吸收者。以理推之，此米泔样粪水，是中间一节如此，并非自始至终都如此。

《内科学》将霍乱分做三个时期，初起为潜伏期，涣汗、洞泄为虚脱期，汗与泻得止之后为反应期。其最足以供吾侪探讨者，中有一节云：当反应期，外治法与上相反，可用冰敷头，冷水擦身，冷盐液注射直肠。愚按：冰罩与冷水浴都为中法所不取，然其理由则亦有可以注意之价值。盖霍乱之病，因涣汗、洞泄时血中所失水分太多，病者之血恒干，血之比重升高，血压低降，血中红血轮增多。惟其如此，所以病人肌肤虽冷，唇舌都紫绛，外皮冷如冰；里面酸素自烧，其热如火，中法当此之时，有用白虎汤而得愈者，即是此理；拙著上卷谓"霍乱善后，不可用五苓"，亦是指此。而且中暑之症，有与此同理者，不过霍乱为势暴，暑温则较缓；暑痢尤有与之相似者，前潘姓痢疾案是其例也。《内科学》又云：霍乱之病，外表全无热度，用寒暑表粪门中测之，则有高热。亦是此理。准此以谈，霍乱亡阳四逆，全在水分未全损失之时，汗泻既止，即当养阴。不明此理，以为此病非温不可，既非是，谓治此病当温凉性药并用，亦属可商。必明白原理，知所先后，则彻底解决矣。

附：聂云台先生来函 此函论洞泄之理甚精

中国古方用滑石或六一散治霍乱，西人近亦言陶土治霍乱大效见《贺氏疗学》及《科学杂志》又书数种，滑石即陶土也。窃思滑石治愈霍乱之理，盖由细菌粘满肠之墙壁而发炎霍乱为急性肠炎，因炎，故吸收体内水液以救济之，故血内之水均从大肠排泄而下，滑石和水入肠，则先与含细菌之浊液混和，于是肠之墙壁为滑石所接触，减少细菌之接触，而其炎顿减。原来肠为一种沙滤之作用，能输送液汁入体，今因发大炎，遂反从体内吸收水分也。滑石为一种空松结构，滤水最佳，故肠壁得之，既减轻其发炎，乃恢复其体功滤水作用，使肠内水分复输入体，而病即止也。化学内用滤纸滤液体，以去细微之浊质及颜色质，均须先混和以"载滤质"。有制成出售者，亦石类细粉，名曰"滤水细胞 Filter‐cell"，或以木炭、骨灰粉代之，今则有活力炭素，其质更轻松矣。惟古方用滑石数钱则太少，其有效者，必因连服数剂也。时医不知其用，开六一散，必用绢包煎，则失其用矣。西医用滑石治霍乱，用至四两之多，皆须连渣服下。又，中国古方亦用锅底煤或灶突煤、百草霜治霍乱_{炭粉亦用为化学沥液用}，其物理作用与滑石同，惟另兼化学作用。今西人亦用之为肠胃剂也。又，古方用黄泥加冷水搅成浆，名曰地浆，治霍乱，与滑石同理，足资证明。又，伤寒症_{肠炎症}用滑石甚效，甘露消毒丹以为主药，亦是此理。但须服之多日，以其非急性炎也。

霍乱新论补篇 _{恽铁樵遗著}

中国医学，五行旧说，最不容易说得明白，学者以为此事不可解，只能意会，遂竟不求甚解，而应以颠顶头脑，此为中国医学最弱点。有许多病不能有标准，即因此故。余近来研究肠胃病，有所领悟，觉去年所著《霍乱新论》犹是隔靴搔痒之物，兹为补充说明如下。

霍乱，肠胃病也。旧说"太阴湿土，阳明燥金"，阳明是胃，太阴是脾，脾即是肠。学者骤闻此语，必以为奇，其实不足为言。须知旧医书只讲气化，所谓四时的五脏，与实地解剖所见者不同。《伤寒论》仲景说"胃中有燥矢五六枚"，又云"胃肠间有燥矢五七枚"，胃肠不分，正因此故。何以谓之阳明？就病态讲，其事甚显著，太阳寒化，病人虽发热，必恶寒；阳明热化，传阳明，即壮热而躁烦，此即"阳明"两字正确解说。阳明者，盛阳之意也。太阴亦然，病在腹部，常不发热，谓为"无热可发"，故谓之太阴。太阴者，盛阴之意也。腹满、泄泻是太阴证，矢燥、便闭谓之脾约。岂非太阴是脾，脾是肠乎？就实地解剖言之，绝不可通；就气化言之，则头头是道。例如腹满、泄泻，是肠无弹力，乃湿化过当为病；矢燥、便闭，乃湿化不及为病，六气以湿配脾。故腹部是脾，肠是脾，其实全不相干，只是湿是脾，湿化过当是脾，湿化不及亦是脾；若燥化过当，则不是脾，而是胃。故病在胃者见湿象，谓之燥化不及；见燥热症象，谓之燥化太过。热化即从胃治，湿化则从脾治，所谓"水流湿，火就燥"也。

近来颇明白脾胃互相承制之理，胃气下降，脾气上升，有交互作用。胃降则脾升，脾升则胃降，谓之

"天地交泰"；胃不降则脾不升，脾不升，胃亦不降，脾胃各不相及，谓"天地交否"。如何是胃气下降？感饥饿是胃气下降，转矢气亦是胃气下降。惟其胃气下降，驱迫肠中之物向下转矢气；亦惟其胃气下降，胃中空，然后感饥饿，而能容纳。以故呕吐者，常无矢气；泛恶者，恒不能食，胃气不降故也。脾气上升，既不易见，亦不易测验。近见泛胃之病，呕吐不已，月余不能食，西医以葡萄糖从肛门灌入，糖才入肛，口中已觉甜。余乃悟得健体所以无此现状者，正以胃气下降之故；胃气若逆，肠中之物亦遂上逆矣。此可以明白体工之作用，在下者必上升，在上者必下降，此即《内经》"病在上，取之于下，在下，取之于上"之理。其有上逆而粪从口出，下陷而气从下脱，皆此升降作用偏胜之故。偏之甚，有其一，无其一，遂致有此凶恶之病候。寻常呕吐、泄泻，乃其浅焉者。

霍乱者，脾胃病，乃天地交否为病也，旧说谓之"阴阳决离"。胃不下降，脾不上升，两不相涉，中间则痞塞不通，故在上见呕吐，在下见泄泻。虽云呕泻并作，大多数都先吐而后泻。初起但呕，既而呕泻并见；其后则泄泻无度，而呕反止，其变化甚速。古书对于霍乱，多斤斤辨寒热，岂知此病，竟不许辨寒热，若医生先以"寒热"两字横梗胸中，则治此病，无有不误事者。何以故？因此病初起往往寒热症象错杂而见，稍一徘徊，病之变化突飞猛进，令人措手不及。凡病霍乱之后，胸脘痞闷而呕，恒多白苔，而舌质必绛。因舌绛之故，不敢用温；因苔白之故，复疑心当用温；再进而考察，或者见唇干口渴，都是热象，此时才用银花、六一散、栀子、连翘，不半点钟病进一步。手指麻，指头冷，汗出，腹鸣泄泻，而唇燥、口渴如故，此时医者胸无主宰，稍一游移，病机遂逸，终然留得性命，亦大费周折矣。中医弱点在此，故霍乱之病，现在以为时疫医院专利品；然则内地无时疫医院，将如之何？又，此种急病不能解决，中医亦何以自立？今将余所研究者，详言如下。

呕者，胃病也；泄泻者，脾病也。见呕者，当从胃治；见泄泻者，当从脾治；呕泻并见者，脾胃并治。欲知从胃治如何着手，当先问何故呕。呕者，胃逆也，然平胃、安胃必不效，故不当云"胃逆"，当云"胃闭"。因阴阳抉离，中宫痞塞，故胃闭。何以知其闭？从药效观之，甚为显著，此病服蟾酥丸或辟瘟丹都效，此两种药皆有麝香，皆以香开为事，得此而效，故知是闭。闭者当开，不问其为寒热，通常热病，误用有麝香之药，其流弊能引邪入里；若霍乱之阴阳抉离，非从速开之则无办法，香开为适当之药，无所谓引邪入里。凡夏至之后，猝然感胸闷而呕吐，手指麻而指头冷者，不问其为中暍或中寒之真霍乱，皆可服辟瘟丹。开则呕止，呕止者，胃气降矣，胃气

179

降则脾气升；呕止之后，即不虞其泄泻，弥患无形矣。若兼见泄泻者，则病已较深一步，无论腹痛与否，其目眶必微陷，急须温之，温之当用十滴水。若汗出、恶寒、肤凉，病为更进一步，必须四逆汤温之，干姜、附子放胆用之。否则，一两钟后必见转筋，则难挽救矣。

拙著《霍乱新论》谓"指头麻是瘪螺之初步"，此说不爽快，即是隔靴搔痒。须知胃气闭，胸脘闷，此时体工起两种代偿，其一是呕吐，呕吐之意义，在救痞塞；其第二种代偿作用，即是血压奔集于胃部。此与温病阳明经人王部见青色，感胸脘痞闷而泛恶者同理，不过温病势缓，霍乱势暴。血压奔集于胃部，体温亦奔集于胃部，因为势太暴，四末骤然空虚，故指头麻、指尖冷。真霍乱是如此，中暍亦是如此。真霍乱可以香开，中暍亦可以香开，因其病同，其理同故也。

铁樵夫子临终遗言

辟瘟丹，但呕者予之，但泻者予之，呕泻交作者予之，每服一分，幸勿多服。

夫子于国医学贡献之多，早为海内同仁所共知。弥留之时，神志清楚异常，犹拳拳以著作未了为憾，诏慧庄世妹夏令辟瘟丹之用法，此为最后数语，爰附记于此。

巨膺

梅疮见垣录

恽铁樵　著

农汉才　孟凡红　整理

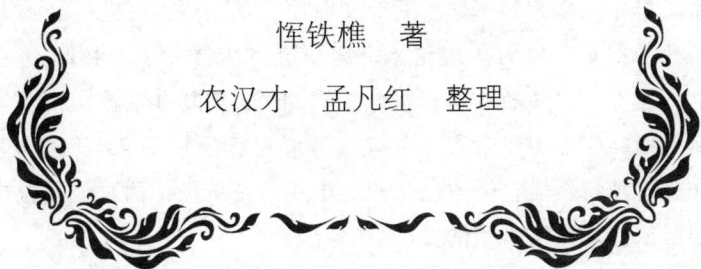

内 容 提 要

恽铁樵（1878—1935），名树珏，字铁樵，别号冷风、焦木、黄山，江苏省武进人，是近代具有创新思想的著名中医学家。早年从事编译工作，后弃文业医，从事内科、儿科，对儿科尤为擅长，致力于理论、临床研究和人才培养。1925 年在上海创办了"铁樵中医函授学校"，1933 年复办铁樵函授医学事务所，受业者千余人。著有《群经见智录》等 24 部医学著作，有独特新见，竭力主张西为中用，是中国中西医汇通派代表医家，对中医学术的发展有一定影响。

《梅疮见垣录》成书于 1934 年，为"铁樵函授中医学校"培训教材之一。作者以中西医的视角解读了梅毒病流行的社会及生物学原因，详述了该病的症状、发展过程，治疗以及预后转归。书中，作者介绍了该病的中国古代病名"花柳病"，以及中医传统中用"轻粉"治疗的得与失。同时，从西医的角度，介绍了梅毒的致病菌梅毒螺旋菌；并介绍了西药六零六、九一四、黄色素等治疗的效果与不足之处。篇末，作者还介绍了该病在遗传学上的严重危害。最后，作者提出了应从净化社会环境、改善人文环境、注重个人卫生等方面来预防梅毒的方法。

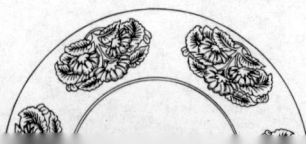

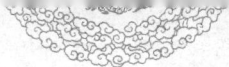

佛说：娑婆是秽土，西方是净土。又说：即心即土，心净土净。是土之不净，由于心之不净。若现时代之中国，最是通商大埠之上海，可谓秽之尤者矣。诲淫之事，既无所不用其极，其结果梅毒横流，甚于洪水，上而至于大洋房，下而至于夹层里。其人躯体中之血，多半是梅毒螺旋菌之窟宅。乃至穷而无告之叫化，其面部有梅毒证据者十人而八九，何其秽也。回想四十年前之社会，尔时虽百不满意，自今日观之，犹是成康之世。究竟此短时期中，何故堕落至此，以余之陋，可得而言者如下：

　　先说血中有螺旋菌，则面色有特征，不啻挂一招牌。究竟何故挂招牌，其招牌又为何等，如何可以认识，此事当从头说起。初一步两性媾合，其一有毒，其一无毒，有毒之体必传其毒于无毒之体，受毒从输精管逆入，至于膀胱下口之底面，则其毒不得再入。因其处有腺体，此腺体能滤毒，不许不纯之物质向里，起滤毒作用。其腺则炎肿，其附属连带之组织亦炎肿，分泌增加，此时则显病态，尿道痛而尿混浊，男子则为白浊，女子则为带下。其轻微者，所下之物微带黄色，痛亦不甚，量亦不多；其重者，痛甚量多色黄而

185

腥臭；其尤甚者，尿道之出口亦炎肿作痛；更进一步则溃烂，如此者谓之鱼口、便毒；又有阴茎之腺及其附属之小腺燃肿作痛而溃烂者，谓之下疳；又有裤褶间最大之腺体因滤毒而肿硬，其形如鸡蛋，则谓之横痃。凡此诸病，统谓之花柳病。而女人尿道痛、下黄带、腺体炎肿类，都不知是花柳病，因女体不易内传故也。此种病其血中皆含毒菌，其菌之形状为螺旋形，故云梅毒螺旋菌。中国旧法所用药方，常有轻粉。此病得轻粉，其愈甚速，不过三五日，病者即霍然无所苦。然从此其毒内传，不向他处，专入督脉。当病毒在督脉时，完全潜伏，无特征可见，而其进行奇缓，可以二年三年绝无病状，最甚者可以至十四五年，大约与躯体盛衰有关系。

病者若二十许受病，则三十五必发作；若三十许受病，则四十五必发作。其发作之处所，在喉头上颚，盖由督脉上行，逆入延髓，至会厌而出。初发作时，觉喉痛，继一步燃肿，再一步有白腐，喉头不甚痛，头则剧痛，医者不识，往往误认为喉症。喉症为疫毒，病从胃来，其势疾；梅毒病从督脉来，其势缓。疫喉腐烂处在扁桃腺，梅毒腐烂处在喉头后壁，连及上颚鼻腔。疫喉或愈或致命，不过三五七日；梅毒则十日半月乃至一月二月，无甚变动。疫喉常兼发热，梅毒则否，此其外面之症状。里面之来路不同，大略如此。病者喉痛十日半月或一月二月，乃渐渐溃烂，入于鼻腔，脓涕从眼鼻流出，其鼻筛骨下之肉团溃烂至尽，此时鼻梁及鼻准都发黑，最后一步鼻准亦溃烂，乃至鼻梁骨脱落，面部之正中显一大圆孔，而其人不死。岂但不死，饮食、睡眠、二便都如常，如此者谓之开天窗。此外又有一种不烂鼻而烂脑，当其喉痛头剧痛之时，初一步见小疮疖，继一步疮疖渐多，约数十百枚，如瘌痢，其后头皮完全脱落，头骨之罅缝中可以见脑髓，如此者亦不死。盖此时其毒已完全向外，体内无毒，故得不死。治愈之后，不过头顶有甚大之瘢痕，其余则与常人无异。大约男子多开天窗，女子多烂头顶。此因冲任之脉通于颠顶，督脉之上通于鼻，男子受毒循督脉上行，女子受毒则冲任首当其冲故也。又有一种花柳病，治愈之后，数月，或三五七年，病者无端觉鼻塞涕多，多误认为伤风。然而伤风多咳嗽，此则不咳嗽；伤风见黄涕则愈，此则不愈。初起鼻塞涕多，其后亦见黄涕，而自觉鼻腔热甚，此即鼻腔发炎之故。因鼻腔发炎，其涕则黄而干，如脓而黏韧，往往于早起从鼻孔中取出两条，似鼻涕，亦似脑髓，日日如此。病者不自知其故，医者复不识，只有听其自然。如此者日复一日，至于三五七月，其鼻梁低陷，甚者与面部平，而鼻准仍不动，此名为柱塌陷。既至柱塌陷，然后知其为梅毒。用梅毒法治之，其病可愈。但其已陷之鼻梁骨则不能复生，如此者其人终身如受剐刑。以上三种，都是旧医法之流弊，大约都因初步用轻粉之故。凡花柳医生所谓包愈，所谓限日断根，都是用此等药。故从前都说梅毒开天窗，近来医者病者都知此种流弊。只有少数江湖医生仍用轻粉，仍以包愈限日断根为言，其稍知自爱者都不肯用此等药。故现在梅毒虽盛行，而开天窗者甚少，开天窗之惨剧既不少概见，而冶游者乃肆无忌惮矣。

中国已数百年无医政，医界有学识者如凤毛麟角，若花柳医生则更鲜有道德心责任心者。本来无学识，亦且无从用功，如此者当在天然淘汰之列，于是西医起而代之。今日上海之花柳医生，即不必真是西医，亦多用西药。前十余年盛行六零六，近来则盛行九一四、黄色素。此等药之发明，都从细菌学来，大约从病者血中取出梅毒菌，用适当方法培养其菌，然后用种种药试验，若某种药细菌遇之而慑伏不动者，谓之有凝集反应，则取其药制成注射剂。又将细菌种于家兔之躯体中，经若干时，验其血，则所种之菌必甚繁殖。用制成之注射剂注入，种菌之兔体，经若干时，更验其血，若血中菌已净尽，则此项药为治此病之特效药。前之六零六，今之黄色素，都是梅毒特效药。然而梅毒不能消除，岂但不能消除，且为虐愈甚。所以然之故，药能杀菌，菌亦能抗药。大约初一步注射，菌则为药所制，菌消灭而病愈，但愈病之成效不能充分，譬如百分之九十五以上之菌为药所杀，百分之四五之菌则起变化而能抗毒。且因注射之故，大部分之菌已不能存在，其少数之菌则逃避而至药力不及之处，若再用注射剂治之，药力过猛，则伤及脏气，药力不及，则不能杀菌。于是其病内传，既经内传，则其病状病候与前迥然不同。例如，初起是横痃，下疳白浊，其后是心脏病，是肺病，是胃病，医者见各种病证，用各种方法治之，其为状，恰如医生与病毒赛跑，病毒常在前，医生常在后，结果总是病毒胜利，医生失败。此是现在新医学大概情形，不止梅毒如此，而梅毒所以不能消除，则无非因此缘故。

人身卫气循环，荣血循环，淋巴液循环，内分泌循环，前两者较粗，后两者较细，从医学上潜心探讨，皆有迹象可见，此为生理上运行常轨。清浊相干，寒热反应，气与血局部不利，溲便分泌失常，呼吸失节律，心神不清明，喜怒不中节，运动感觉起变化等，为病理上之变态。现在之医学只能知其粗，不能知其细，凡一种病渐次内传，有其彼此呼应之途径，由浅入深之程序，欲明其所以然之故，苦于程度不及，若由病变之迹象言之，则固如指上螺纹，数之可数。就我经验上所得言之，梅毒菌之传变如下：

（甲）花柳病经过六零六或黄色素治疗后，病者绝无所苦，病状亦不可见，通常以为如此者其病已愈。若其人再事冶游，发第二次花柳病，更用前法治之，则不得效，而其病辄上行，头眩，耳鸣，面部肿，手脚不仁而耳聋，口臭，知识朦昧，如此则无办法，惟有听其自然，其人乃同废物，延喘三五年，然后死。

（乙）花柳病治愈之后，不再冶游，病者可以二三年无所苦，二三年之后，因气候关系，人事之转变，而发特殊之病症。若其人本来肺弱，或因其职业关系肺部受病，则容易伤风，而长久咳嗽，医者不知此故，照伤风治，旋愈旋发，病人自以为容易伤风，中医不识，妄用疏解药敷衍，西医不识，断为初期肺病，中西医用药都不中肯，于是其病愈演愈进。初一步常常伤风，继一步腰酸气急，第三步两臂酸痛，第四步痰中带血，此时已成真肺病。此后复有两种：一种见自汗，盗汗，潮热，吐血至死，又一种手指两面突起，指头作鼓槌形，肺量促，呼吸短，痰腥而遗精，如此者则为慢性肺病，亦不免于死。

（丙）花柳病愈后三五年，其人因环境关系，肝气郁逆，此为其主因，天气变迁，为其副因，人事之偶然，如饮酒盛怒，及猝遇变故，为之诱因，则猝然而发特殊之病症。有最恶劣之一种，其人忽然吐黑水，一发不可制止，吾所见有三日五死者，有立刻死者，其所吐之水如淡墨汁，非胆汁，非胃酸，亦不可谓是血，大约因中毒之故，血清变性而然，余虽能知其来由，而不知其治法。第二种，其人猝然呕血，所呕之血，黑色，结块，量多，一次之呕可至半面盆许，余曾值此病，用大剂补血止血之品止之，得止，其后用徙薪丹去毒，幸而得愈。第三种，因气候燥热之故，病毒从肝胆之经气上行入脑而为中风，此种中风，二十年中所见十四五人，其病多见风缓症，病者往往目连搭，无语言能，如此者都不可治，其有幸而愈者，不过百分之一二。第四种，见爪疥鹅掌，筋骨酸楚，应节气而发，浑身拘急，都无所可，其最后之变化为麻风，亦有入肺入脑成中风、成肺痨者。

（丁）花柳病愈后三四年，病者患咳，患遗，腰酸，面色苍白，精神委顿，气短浅，自汗盗汗，气急多痰，骨蒸潮热，合目则梦或见鬼，无论见鬼或梦，辄遗精，其见之于上者则为耳聋，耳鸣，目光无神，同时甲状腺、腋下腺辄肿痛而为瘰疬，如此者其病是瘵。

以上甲乙丙丁四种病，有不从花柳余毒而得者，但居少数；从花柳得者，居多数。其从花柳得者有特征，（一）面部见小痤痱，约十数点，其痤痱不甚大，颜色亦不变；（二）面部作棕红色，黝然而暗；（三）掌皮厚硬而亮，所谓鹅掌；（四）爪疥即石灰指甲；（五）鼻中息肉；（六）黄涕，女人黄带。凡见此种特征，而患上述甲乙丙丁四种病，都不可治。凡此种特征，不知者，见小痤痱，以为邱疹；见棕红面色，以为其人面色本来如此；见爪疥、鹅掌、黄涕、黄带，以为特殊之病。其知者，对此种种，知其无非为螺旋菌潜伏躯体之变相。故云有潜伏梅毒者，其人面部有招牌，此事西医知之，东人亦知之。曾见东国医报有梅毒家族之名词，不知者，惟我国人及滥竽医界之中医耳。

上述甲乙丙丁四种之外，尚有各种微细证据之梅毒病，不胜枚举，而尤可怕者是遗传，凡青年无论男女，苟罹梅毒，便不能生育，其较轻者即使能生产，其小儿亦多不育。其可得而指数者如下：

一种，初生婴儿，头骨不圆整。所谓不圆整，并非斜之谓，乃是不圆满，一块突起，或一块坳下。二种，无论天、痘、痧、麻，各种生理上必定经过之病，如有潜伏性梅毒遗传于婴儿之躯体，则痧麻天痘发作时，无有不逆者。逆则必死。不知者以为医生用药不适当，岂知事实不如此也。三种，婴儿常患惊，惊亦常事，但有先天性梅毒者，其惊风什九都转属风缓症，或者死于风缓，或者不死于风缓而转属为解颅。解颅者，大头病也。二十年前见游戏场中有以大头病婴儿陈列，俾众人观览而输钱者，常人不知，医生亦不知。自我观之，此事可谓中国医界之奇耻大辱也。四种，初生婴儿，照例无多病，若有潜伏性梅毒，则变端百出，有盲者，有聋者，有哑者，有口中生疮溃烂者，下部生疮溃烂者，自明眼人观之，无非一幕惨剧。无如众人不知，医生不知，对于此种含毒性病症，妄造丹毒、慢惊、流火种种模糊影响之名词，用药则如盲人瞎马，可为寒心。然而社会中优秀分子，苟其囊中有钱，则狎伎跳舞，挥斥千金，买勾栏中人为妾，自以为豪举，岂知充量言之，其祸可以斩嗣灭族。吾尝思之，所以短时期中成此现象，有两种原因，其一是中国固有的，其二是外国输入的。所谓中国固有的，淫书是也。佛说人身由父母精血媾合而产生，是种子不净。凡人皆有性欲，即因此根本不净之故。圣贤知此，故立礼教之大防，但礼教只防得表面，其里面实非礼教所能及。不过礼教能养人廉耻，则人知自爱；教人报施，则人负责任。是故礼教亦能征服其种子不净之恶根性。有礼教毕竟胜于无礼教，礼教既坏，宜其淫书、淫画充斥于国中矣。人之贫贱，所急者在救饥寒，且贫贱则不见可欲，心不为乱，富贵则反是。故云饱暖思淫欲。由此之故，淫书之传布，多在饱暖阶级。又凡读书则知，不读书则愚。然读书有多种，词章是一种，性理是一种，考据是一种，经济又是一种，要之以经史为根柢，经史不但文章茂美，亦教人修身，然文学之事，近世剧变，经史既束置高阁，作诗古文词者极少，作词曲小说者多，作淫书者尤多。此因人类种子不净，有恶根性，故其变化江河日下，乃必至之趋势。然而不读书，不识字，无从知美妙之文学，亦无由见秽浊之淫书，则愚蠢胜于智慧矣。

所谓外国输入的，欧化是也。欧洲文化是物质的，是讲乐利主义的。惟其讲乐利主义，故廉耻报施种种，都不若中国之讲究，只重公德，不重私德。惟其是物质文明，故凡可以发展乐利主义之设施，无所不用其极。然彼邦亦自有其道德，如崇拜英雄，尚勇，爱国等等。五十年来，欧风东渐，只有乐利主义，殆未有彼邦所谓道德，同时我国固有之礼教多被打破，所不打破者，却是小说淫书，此实造成今日局面之原因。上海是欧化最浓厚的地方，是礼教最薄弱的地方，是全国财产集中的地方，是故上海为梅毒菌繁殖之适当区域。

或言如上所说，是冶游为害，倘不冶游，而广纳姬妾，即无如此流弊。答曰：是又不然。须知多内有两不可：其一是事理上不可，其二是生理上不可。

所谓事理上不可，有妾者往往无家政可言，争妍则财用不节，妒宠则骨肉不亲，因嫡庶之故，以致后嗣阋墙聚讼者甚多，其他如绿衣、如墙茨、如凯风、如新台，其流弊有不可胜言者，横观社会，纵览历史，皆有其事，无可幸免，况现时代重婚有千例禁乎。

所谓生理上不可，人世一切烦难问题，皆赖忍耐力解决之，一切重大事业，皆须有志者成就之。此忍耐力即《内经》所谓作强，亦即吾讲义中所谓生殖腺向上发展者也。人生斯世，严格论之，我慢之心不可有，然而浩然之气，却从我慢生。所谓富贵不淫，贫贱不移，威武不屈，非我慢而何？所以有此精神，所以有此气概，皆肾腺之内分泌为之。若多内精空，则其人必无大志，并我慢而不能，更何论其他一切。

或又曰梅毒菌入人躯体，其面上既有招牌，假使有特别眼力，能认识此招牌，岂非可以自恣而无祸患？余笑曰："梅毒菌入血，若五脏递传，则面上有招牌可见，若入督脉冲任，却无招牌可见。"鄙人行医二十年，潜心研求仅知少数变化，尚有多数变化，为余不知者。又余所业者为内科，常见有花柳科西医，其自身亦患梅毒，则特别眼力之靠不住可知矣。总之人生不过数十年，鸟兽孳尾，尚有时节，何必于此中求乐，戕贼其身，遗害子孙，作此自焚之事为哉。

自我观之，今日社会底层有一最毒之物潜伏，种种罪恶，其动机皆此物为之，假使不设法除去，其势力可以亡国灭种，此何物乎？淫书是也。人生至可宝贵者，莫如聪明，聪明之基础，在生殖腺，生殖腺之发育完成，在二十以前青春时期，而淫书之为物，最能于此一时期中，摧残发萌滋长之肾腺。其摧残之程度有等差，最甚者，可使终身为白痴；其次则为劳瘵；又次则愚蠢而志气短浅；其最低程度，亦能减少人生伟大事业之成就。青年当未结婚以前，无物能损害其生殖腺，有此能力者，厥唯淫书。故此物之毒，甚于洪水猛兽。举凡虎力拉、鼠疫种种凶恶病症，都不能拟其酷烈，然则最无聊之事业，莫过于以文人而著淫书。以现时代出版事业之进步，印刷容易，流传容易，而底层社会迫于饥寒，因卖淫书，有微利可图，遂趋之若惊，于是淫书传布之速，如大火燎原，不可扑灭。然著者既造此孽，以事理推之，其受苦之程度期限，将与淫书传布之数目为正比例。正恐其人当入地狱，虽有佛菩萨之宏愿力，亦不能超度。古人有言，饿死事小，欲免饥死而造此不可超度之孽，委实不值得矣。

《素问》"七损八益"句，极费解，余曾仔细推求，而未得惬心之说。然本文云"能知七损八益，则二者可调，不知御此，则早衰之节也"，详其语意，不过是调和阴阳，以免早衰。而马元台直以采补释之，此实甚大之谬误。盖言医学者有房中一门，即根据于此。然黄老之学，以无为恬淡为主，其养生之要，以摇精劳神为戒，断乎不言采补。采补之术，即使得其真传，亦是一种魔道，若以意为之，可以遗患无穷。二十年前，国人生计为西洋机器所夺，生齿繁而经济力绌，于是节育之说深中人心。当时遂有种种非法媾合之方法，公然宣布，此事尽人知之，而其流弊则尽人不知，余以职业关系，颇窥见里面之苦境。大约节育方法，大部分是忍精不泄，亦有所谓物理的节育方法者。忍精不泄，败精为患，就地发生疾病，则为癫疝，为木肾，若循淋巴液传于溪谷关节则为癞风，若兼有中毒性则二种病均起恶劣之变化。其患木肾者，睾丸可至溃烂。其患癞风者，可至苛性癞风，男子浸淫于面部，女子发生于颠顶。两种病之外，更有一种从腰尻骶骨部分发生痈疽，即所谓肾俞发者。凡此皆极惨酷，而医生大抵仅知其为性病，不知其来源如此也。节育之害如此，采补之不可为训，可以推理而知。

故鄙意以为言医学者，房中一门当废。孟子谓君子不立乎岩墙之下，此事之危险，实什百倍于岩墙也。物理的节育，其结果常患食㑊病①，女子多患子宫病。医者因不知其来源，展转错误，至于不可救药，乃习见不鲜之事。吾尝诊八十余九十余之老人，有得天独厚者，有营养甚良者，大都自幼得良好教育，清心寡欲然后能致上寿，其脉常彻底清楚，与常人迥然有别。大约能清心寡欲者，虽至九十以外，其神明不衰；若仅恃营养良好者，虽脉好体健而记忆力不良，精神昏惰。由此可悟养生之道。自古相传若八段锦、十二段锦、太极拳之类，无非能使全躯体脉络通澈。准此以谈，则《千金方》所列衍宗丸、庆云散之类，都不可为训。孔子谓"血气未定，戒之在色"，性欲冲动，人类所不能免。心神方面，当以道德自克；躯体方面，当以锻炼自全。更远离淫书、淫画，是不但个人修身养性之正轨，如其风气转移，国脉民命之前途，实利赖之矣。

---

①　食㑊病：食㑊，见于《内经》，以多食而消瘦为临床特点。